青少年睡眠革命

GENERATION SLEEPLESS

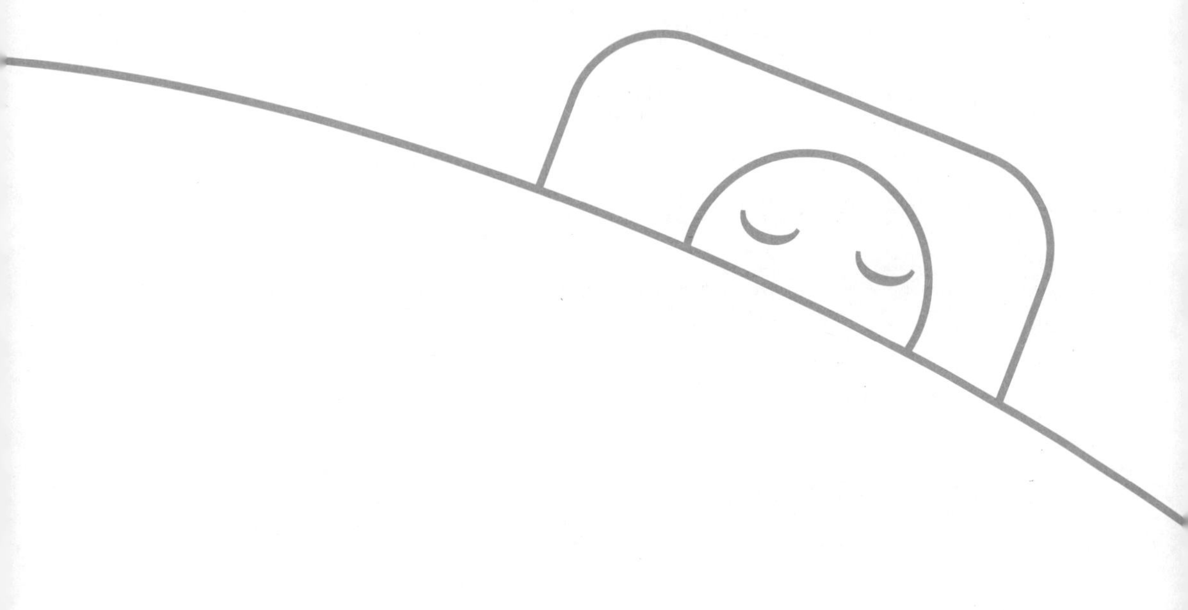

希瑟·特金 朱莉·赖特 / 著
Heather Turgeon Julie Wright

赵舶良 / 译

CNS 湖南教育出版社
·长沙·

图书在版编目（CIP）数据

青少年睡眠革命/(美)希瑟·特金,(美)朱莉·赖特著；赵舶良译. —长沙:湖南教育出版社,2023.4

书名原文: Generation Sleepless

ISBN 978-7-5539-9375-1

Ⅰ.①青… Ⅱ.①希… ②朱… ③赵… Ⅲ.①睡眠－关系－健康－青少年读物 Ⅳ.①R163-49

中国版本图书馆CIP数据核字(2022)第239186号

青少年睡眠革命

QINGSHAONIAN SHUIMIAN GEMING

出 版 人　刘新民
项目策划　徐　为
责任编辑　武龙梅
责任校对　杨玖武
装帧设计　宋祥瑜
出版发行　湖南教育出版社（长沙市韶山北路443号）
网　　址　www.bakclass.com
微 信 号　贝壳网教育平台
客　　服　0731-85486979
经　　销　全国新华书店
印　　刷　长沙超峰印刷有限公司
开　　本　710 mm × 1000 mm　16开
印　　张　16.5
字　　数　218 000
版　　次　2023年4月第1版
印　　次　2023年4月第1次印刷
书　　号　ISBN 978-7-5539-9375-1
定　　价　59.00元

本书若有印刷、装订错误，可向承印厂调换。

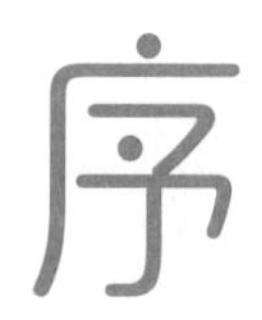

我们的大脑中发生着各种电化学反应，它们使能量流过神经系统的大型交叉网络，为我们集中精力、保持意识，进行记忆、感知、思考和行动提供帮助。所有的电化学反应都会生成副产物——残留的化学废物。如果你读到这些文字，那么说明你还没睡着。只要你没有睡觉，你的大脑中就会不停地生成这些副产物。想象一下，如果一整天产生的化学废物在大脑中堆积，无法及时清除干净，会出现什么结果？一团乱麻！是的，就像你举办了一场派对，为大家准备了各种小吃和饮料，可是你却无法清理欢庆过后的一地狼藉，感觉是不是糟透了？

现在可以设想一下，如果上述情况发生在青少年的大脑之中，结果又会怎样呢？众所周知，青春期是大脑"重塑"的重要阶段。在这段时期里，大脑会"剪除"未被使用的神经连接，随后形成功能强大的髓鞘来加固现有连接，并以此增加神经活动的速度和协调性。这种"剪除"活动和髓鞘的形成是大脑“重塑”过程的重要基础，也是大脑在青春期和青年初期不断生长发育的典型特征。

为了保证大脑的正常运转和发育，神经活动的副产物必须得到定期清理。这种清理又是如何实现的呢？答案就在于睡眠。支撑神经元的胶质细胞是大脑的“清洁工”，而睡眠的质量和时长则决定胶质细胞是否能够完成清理工作。这对青少年来说十分重要，只有“清理工作”顺利进行，他们才能有效地集中精力，进行记忆、思考、决策，并管理控制情绪，以及更好地与他人交往。不仅如此，睡眠还可以促进青少年新陈代谢，避免过度饱食和肥胖症，使其远离糖尿病等疾病困扰。似乎知晓了睡眠的这些功效还不足以让我们晚上按时上床睡觉，正如我们可能早就知道睡好睡饱可以减轻体内威胁健康的系统性炎症，但我们依旧不能对睡眠引起足够重视。

被称为“睡眠私语师”的希瑟·特金和朱莉·赖特撰写的这本著作，以科学理论为支撑，提供了一套详尽丰富的实操性指南，旨在帮助青少年（也包括更年幼的孩子和家长自己）理解睡眠，全方位拥抱健康生活。如今，人们的精神健康正面临前所未有的挑战，她们颇具开创性且令人信服的研究工作堪称“雪中送炭”。

当下，我们正身处于变幻莫测的 VUCA 时代［VUCA 是 volatility（易变性）、uncertainty（不确定性）、complexity（复杂性）、ambiguity（模糊性）的首字母缩写］，面对社会的断裂与动荡，承受着情感压力和精神焦虑，不禁忧心忡忡，内心的绝望与困惑让我们对睡眠的需求空前迫切。不仅如此，社交媒体充斥的电子化生活让我们的“社交大脑”陷入无力与失落的泥沼，即使大脑在夜晚已经做好睡眠准备，社交媒体也用强光迫使基于视觉运转的大脑“加班加点”。而在这些因素的共同作用下，我们被一步一步推向灾难。

无论是对大脑正处于发育和“重塑”关键期的青少年，还是我们这些照料青少年的成年人,《青少年睡眠革命》这本书提供的内容都同样适用,将教会我们如何借助思维能力，学会适应与合作。由于无法保证睡眠的时长和质量，一大批年轻人的身心健康受到损害。当大脑功能无法处于最佳状态时，我们就无法保持清醒和专注，无法对需要解决的问题和做出的决策进行深度思考，也记不住学校和家中学习到的重要内容。我们的社交生活也会受到影响，随着情绪切换到危险模式，我们会更容易情绪失控，似乎随时都会爆发，致使人际关系紧张。青少年是具有深远影响的社会群体，支持青少年良好的人际交往同保障青少年的生存发展同样重要。人际交往中产生的摩擦会导致孤立和绝望加剧，进而产生生活压力，这会继续降低睡眠质量，由此螺旋下降，陷入恶性循环。

要打破这一“魔咒”，就开启我们勇敢的“睡前私语”吧。特金和赖特从读者的视角出发，满足我们的切身需求。她们理解现代青少年和家长们所面临的挑战，创造性地提供了实用性的策略和简单易得的工具，让我们所有人都可以享受一夜好眠。本书极具感染力的阐述会让你了解失眠的科学原理，知晓高质量睡眠的好处，掌握青少年在学校等场所“轻松入睡”的方法，学会如何改变居家生活习惯并打造优质的睡眠环境。学习和掌握睡眠的基本原理，从现在开始给青少年生活带来巨大变化，并在未来几十年里持续生效，试想一下，这其中的收益是不是相当可观？是的，当我们的记忆力和创作力在睡眠中交融并迸发时，梦想便照进了现实。选择就在眼前，你是否会将睡眠同健康和安全一起摆在优先考虑的位置？将可能变成现实的奥秘就藏在这本神奇的书中。为了家庭的幸福，请思考并做出决定。决定之前，你或许只想先睡上一觉，享受一下“把每个人的睡眠都放在第一位”的成果吧！

——丹尼尔·J. 西格尔（Daniel J. Siegel）

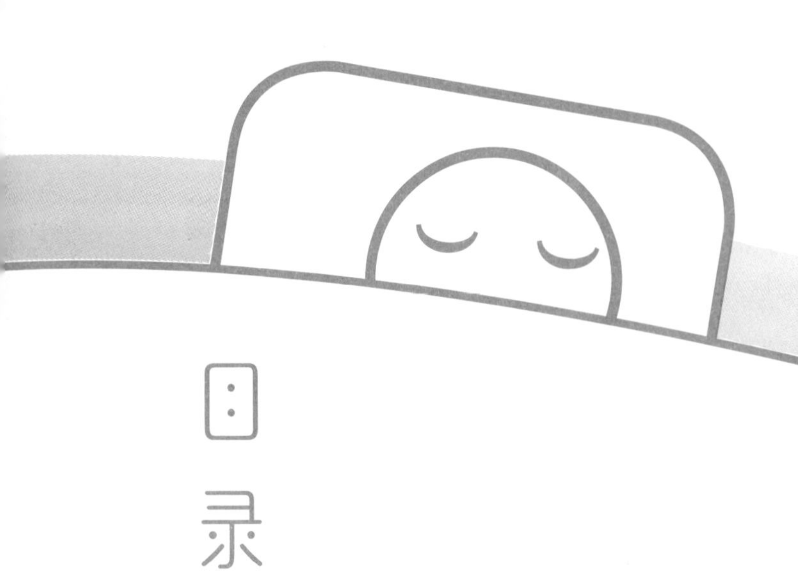

目录

第一部分
“完美风暴”

第二部分
穿越“风暴”：实用工具

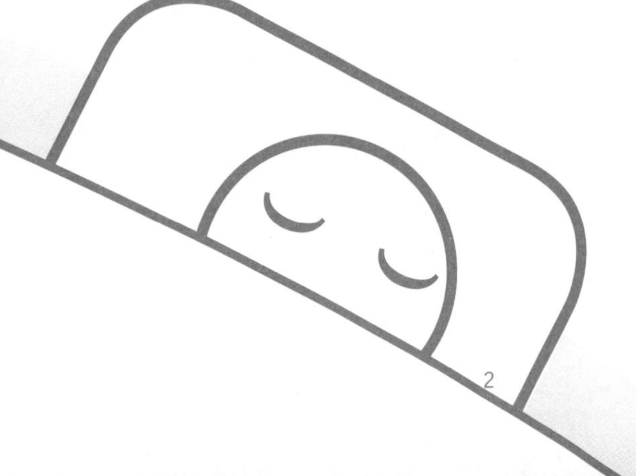

第一部分

“完美风暴”

01 睡眠“大衰退”

设想一下，如果有这样一个简单的习惯，它可以让孩子的心理健康水平提升 3 倍，更加喜欢校园生活，学习成绩更优异，运动能力也更出色，并且极大缓解孩子的压力和焦虑，将车祸的发生概率降低一半，还可以避免 2 型糖尿病、肥胖症和癌症等长期慢性健康问题，身为父母的您会怎么做？如果这个习惯还是一个无需任何成本、没有任何副作用的纯自然行为，并且对父母所关心的孩子生活中的方方面面都大有裨益，您又会怎么做呢？

您当然会立刻行动起来。

具有讽刺意味的是，此时此刻，这个功能强大的“法宝”就在我们手边，只是每天都被我们习惯性地忽略了。您猜得没错，它就是为我们生命充能的“睡眠”。而另一方面，我们的孩子们正面临着前所未有的睡眠匮乏。

现代青少年是全世界有史以来最缺乏睡眠的群体。虽然大部分小学生在大多数时间里都能享受最佳睡眠时间，但升入初中以后，这个比例就降到了 30%，到了高中最后一年，能够保证最佳睡眠时间的学生就只有 5% 了。可怕的是，这个数据还在持续走低。在 2015 年，严重缺乏睡眠的青少年人数比 1991 年增加了 58%。最近，相关机构对六万名美国高中生的睡眠状况、电子屏幕产品的使用情况及运动状况进行了调查与评估，结果只有 3% 的女生和 7% 的男生达到健康标准。

作为心理治疗师和睡眠研究专家，我们也关注到青少年的睡眠质量呈下降趋势。生理上的变化、学业压力、高中生过早的上学时间，以及对睡眠必要性的弱化，认为睡眠可有可无的错误观念，各种因素交织在一起共同作用形成了一场“完美风暴”（我们后面将在本书中讨论这一概念），它持续不断地侵蚀剥夺着青少年的睡眠。这场“风暴”经过数十年的酝酿，终于在科技爆发的当下达到了顶峰。人们越来越难以放下手中的智能手机。在科技的加持下，青少年获得了前所未有的持续的参与感和联动感（2011 年后，随着智能手机的普及，青少年睡眠时间明显减少）。与此同时，青少年的学业负担不断加重，孩子们刚刚结束操场上的追逐嬉戏，就要马上去做功课，为申请大学而疲于奔命。青少年的睡眠从未像现在这样，被全方位地压缩和挤占。

更糟糕的是，绝大多数人并没有充分认识到睡眠对青少年的深刻影响。在青春期，充足的睡眠非常重要，它影响着我们的人生进程。我们可能会把关于婴幼儿睡眠的书摆满书架，没有人会怀疑睡眠对婴幼儿成长发育的重要性。但事实上，青少年大脑的发育也同等重要，可能会更大程度地改变和影响孩子的人生轨迹。青春期是一个人生长发育的黄金时期，在这一阶段，大脑进行着大量的重组和发育，这些重要工作大多数是在睡眠时发生的。缺乏睡眠不仅会增加心理健康风险，还会在生理上（神经化学层面）增加青少年压力，使其更容易在运动时受伤，并导致大脑记忆存储失常，严重影响学习状态和学业发展。睡眠不足会引发一系列指数级的连锁反应，对身心健康造成巨大影响。

即便是父母自己，在想要“捍卫”睡眠时也常常会被手机“绑架”，或者有其他不得已的理由，因而感到束手无策。没错，我们大多数人都知道孩子应该按时上床睡觉，但当我们感觉阻碍睡眠的元凶（如洪水猛兽般的科学技术、过重的学业负担、学校的作息安排）并不受我们控制时，总会产生一种沮丧感和无力感。我们能做什么呢？谁跟我们一起冲进科技巨头的总部，换掉那些让人欲罢不能的平台和游戏背后的算法？或者发动魔法签署一项法案，命令全世界中学不得早于 8:30 上课？我们还是现实一些，认真思考一下，父母、孩子及关心他们的人要怎么做才能保护和促进青少年的大脑发育和身心发展呢？

答案就在本书之中。接下来我们将带您回顾近几十年的科研成果，以证明良好睡眠给身心带来的益处。我们将共同探索青少年大脑的奥秘及健康睡眠的神奇力量，并找出阻碍青少年饱睡整晚的负面因素。我们会将这些知识转化为切实可行的明确步骤，无论是父母、孩子，还是学校、行政部门和科技公司，都可以立刻行动起来，彻底改变睡眠现状，拥抱健康的幸福生活。我们甚至还为青少年准备了可供学习的“睡眠锦囊”，让他们更有动力亲身参与实践。同时，作为父母，您会发现自己的睡眠质量也得到了提高，并感到更加快乐、幸福，也更加有耐心。还有什么可说的呢？高质量睡眠，就从今晚开始吧！

青少年失眠：为什么要引起重视？

睡眠为青少年大脑注入生命力，它释放血清素和多巴胺等物质，使青少年态度积极、目标明确、思维新颖、热情洋溢、观察敏锐。睡眠能使增强和修复肌肉的激素快速上升，增强免疫系统功能，消除炎症并降低慢性疾病风险。睡眠的收益还远不止这些，若不是受篇幅所限，连说它几天几夜都不是问题。就优质睡眠所带来的诸多益处，没有任何药物、营养品，也没有任何一套习惯流程可以与之媲美。

正因为如此，青少年睡眠不足会产生严重后果，影响广泛而深刻。睡眠不足会对身体和大脑造成损伤，当下青少年身上出现的大量心理健康问题也能证明这一点。皮尤研究中心（Pew Research Center）表示，有七成青少年认为困扰他们这个群体的主要问题是焦虑症和抑郁症。在 2007 至 2017 年间，声称最近患有过抑郁症的青少年人数增长了 59%。越来越多的美国青年人感到低落或绝望，特别是在 2007 到 2018 年间，青少年自杀率上升了近 60%，这不能不让人痛心。而在此期间，青少年的睡眠也越来越少，这绝非巧合。睡眠不足会导致青少年压力增大，减少大脑情绪调节的神经通路，强化大脑的负面情绪中心，其中的原理机制我们将在下一章节中揭示。睡眠匮乏在大脑与世界之间加入负面滤镜，将大脑引入悲伤、沮丧、愤怒或无助的歧途。一个有关芝加哥中学生的研究发现，睡眠少的孩子自尊感更弱，学业水平更低，抑郁程度更高。有研究分析还发现，每晚睡 6~7 小时的青少年的自我伤害倾向要比睡 8 小时者高出 17%，而睡眠时间为 5 小时甚至更少的青少年的自我伤害倾向较之更是高出 80%。可见，睡眠与心理健康之间的关系是直接且显而易见的。在孩子的成长过程中，父母最关心的就是孩子的心理健康问题，这就意味着理应把睡眠也放在优先位置。

我们的判断、决策和自我调节能力都来自大脑的前额区，睡眠不足会抑制前额区活动，这意味着睡眠不足的青少年发生事故和决策失误的风险更高。这对青少年尤其危险，因为大脑在这一阶段的变化很独特。我们将在第 2 章中详细阐释。随着睡眠的减少，药物滥用行为的发生会增加。事实上，美国疾病控制与预防中心（CDC）的数据表明，吸烟、酗酒、缺乏体育锻炼，以及自杀等大多数危险行为都与睡眠不足有关。有研究表明，睡眠每损失 1 小时，烟、酒、大麻的摄入概率就会提高 23%，自杀倾向也会增加 58%。车祸是美国青少年死亡的主要诱因，在所有车毁人亡的事故中，青少年驾驶员的数量是成年驾驶员的 3 倍。在所有涉及疲劳驾驶的事故中，16~24 岁驾驶员所占比例高达一半，远高于该年龄段驾驶员在全体驾驶员中所占的实际比例。在美国高中，有十分之一的毕业班学生表示曾在开车时睡着。研究人员反复推测判断，认为睡眠不足的影响与饮酒相似。睡眠研究员温迪·特罗克塞尔（Wendy Troxel）指出，父母绝不会纵容青少年酒后开车，但总会很轻易地将车钥匙交给睡眠不足的孩子，他们并没有意识到其中的危险并不亚于酒驾。

高中生常常熬夜做功课，减少睡眠时间来确保学业进度，但以牺牲睡眠为代价的填鸭式学习往往事与愿违。孩子们需要通过睡眠对信息进行编码，将短期记忆转化为长期记忆。没有健康的睡眠，大脑中负责记忆编码的海马体就会严重失灵，导致孩子无法记住所学内容。信息进入大脑后，无法被处理就悄悄“溜走”。另外，睡眠可以提升专注力，睡眠好的孩子拥有更强的信息接收能力，他们也更关注并享受正在学习的内容，这也有助于后续记忆。健康睡眠可以增强大脑的连通性，减少冲动和过度亢奋。也就是说，对于那些在学校有不良表现的孩子，与其把他们请到校长办公室，还不如让他们饱饱睡上一觉。

睡眠是健康的秘密武器

睡眠并非休息，而是一项对健康大有裨益的重要活动。例如，睡得好可以让你获得健康的新陈代谢、合理的饮食习惯和理想的体重，立竿见影，长期有效。睡眠可以调节我们体内的化学反应，避免在未来产生糖尿病、心脏病等慢性健康问题。优质睡眠甚至会降低致癌风险。研究人员给两组小鼠注射了肿瘤细胞：一组小鼠可以正常睡眠，另一组小鼠的睡眠则受到反复打扰。睡眠受到打扰的小鼠的肿瘤大小是正常睡眠小鼠的两倍。最近科学家们发现，睡眠会影响大脑内部的胶质淋巴系统，该系统的作用就是清除累积的毒素。当我们睡眠良好时，胶质淋巴系统就会完成这项重要的清洁工作。

睡眠对免疫系统也很重要。在一次室内实验中，研究人员分别向睡眠被严重限制和得到充分休息的学生注射流感疫苗，结果“昏昏欲睡组”的学生产出的抗体数量要比“休息充分组”低出50%。

许多青少年平日里睡眠过少，仿佛是参加了“急性睡眠剥夺”的研究实验，结果是上课睡觉，消极厌世，遗忘信息，做事出错，常常心不在焉。还有更多人正遭受着长期睡眠不足的伤害，虽然程度较轻（一般是每晚少睡30~60分钟），但随着时间推移而逐渐加重。这两种情况的影响都是显著的。许多青少年的生物钟未能与学校的作息时间同步，他们不是睡得太少就是睡眠时间不对，这样会引发体内的一系列化学反应，影响神经系统，提高应激激素和血压水平，增加炎症，破坏饮食健康，抑制睾酮等重要发育激素，还会造成其他不良影响。

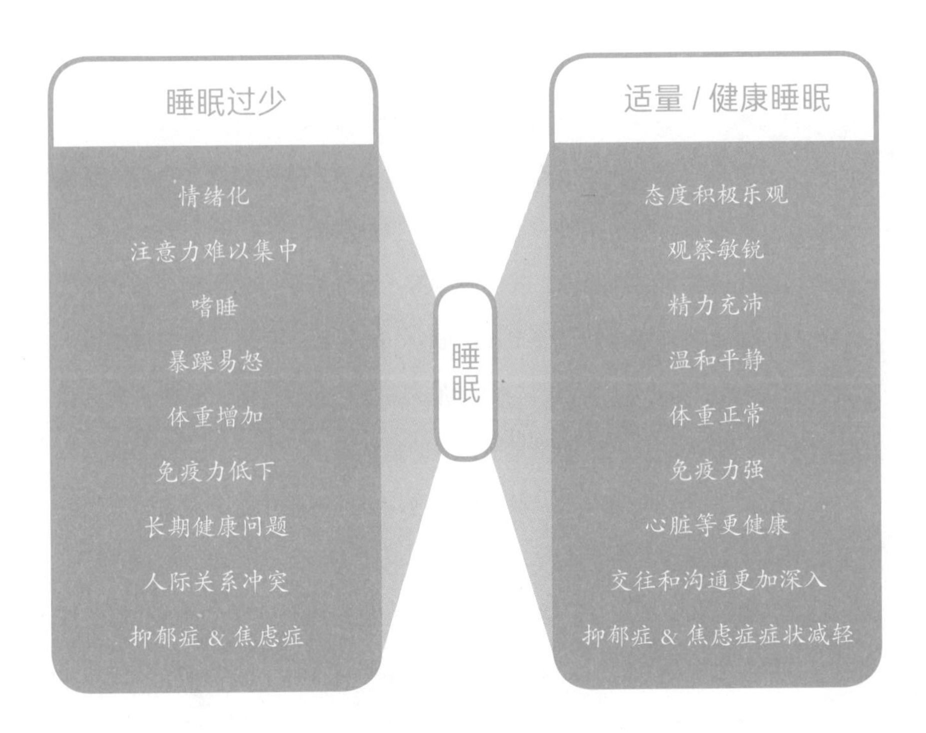

青少年需要多少睡眠，他们现有的睡眠又是多少？

你认为青少年每天需要多少睡眠？

A.6~7 小时

B.7~8 小时

C.9~10 小时

大多数人可能会选 B（尽管你现在可能已经知道我们的意思了），但答案其实是 C。人们倾向于选 B，因为似乎只有儿童才需要睡 9~10 小时。但这里有一个概念可能会让你感到惊讶：你的青少年孩子现在需要的睡眠可能和小学时一样多。这有悖于我们对睡眠的基本认识。当下广泛存在这样一个误解：孩子的年龄越大，所需的睡眠越少。事实证明，这完全错误。10~18岁的孩子对睡眠的需求一直很高。对于很多人来说，这种情况一直持续到成年早期。如果条件允许，青少年所需的平均睡眠时长应是每晚 9.25 小时。这一发现也让科学家感到震惊，我们将在第 3 章详细讲解。而且在某些情况下，他们可能比弟弟妹妹们需要更多睡眠。* 很多人评论说："我的孩子成天睡觉！"其实他们是想说，在周末或假期，只要有机会，他们的孩子都会睡很长时间。其实这是身体在试图弥补积压的睡眠不足。

我们低估了青少年的睡眠需求，认为他们已接近成年就不需要睡很长时间了。但从大脑发育的角度来看，事实并非如此。实际上，青少年正进行着新一轮大脑重组和心理发育，这一过程将持续至其二十几岁，而这些转变性建构大多数发生在睡眠期间。当青少年处于睡眠状态时，神经通路会得到完善加强，情绪会得到及时处理，所学的信息和记忆会被编码，肌肉会得到修复和生长，许多其他身体系统也会完成主要任务。这些变化的规模很大，由此也决定了青少年对睡眠的深刻需求。

然而现实是，美国十二年级学生的平均常规睡眠时间却并非 9~10 小时，而是 6.5 小时。存在这样一个很明显的趋势，许多孩子 10 岁左右时上床睡觉时间很早，睡眠也很健康，但升入初中后，他们开始偏离轨道，到了高中中期，他们便深深陷入了睡眠匮乏的泥潭。根据一些估算，孩子在六至十二年级之间，每晚大约会丧失 90 分钟的睡眠时间，但同时，他们对睡眠的需求并未降低。如此大量的睡眠损失导致大脑和身体的负担加重。大多数高中生被迫接受过早的起床时间，并在一周内欠下数小时的"睡眠债"，而这些拖欠的"睡眠债"其实是永远无法完全偿还的。即使是那些睡 7~8 小

* 对很多青少年来说，8~8.5 小时的睡眠时间为"充足"，9~10 小时为"最佳"，青少年在每个年龄段所需的睡眠时间都不同。

时的青少年也不例外。在周末和假期，孩子们绝望地试图补回失去的睡眠，而由此产生的社会时差*（反映出大脑生物钟与外界环境的错位）使大脑生物计时陷入两败俱伤的尴尬境地。最近，一个九年级学生告诉我们，她在上学时的起床时间是 6:30，但只要一有机会，她就会睡到 10:30。这是青少年面临的一个常见困境，他们努力地偿还“睡眠债”，但这个过程又使大脑陷入迷惑。如此一来，我们发现大脑睡眠生物钟的改变将会导致青春期阶段的社会时差更加显著，对青少年的身体和情感造成巨大冲击。除卡车司机和夜班工人等特殊群体外，受到这种时差影响最大的就是青少年。

全球青少年都存在不同程度的睡眠不足，《韩国儿科学杂志》发现韩国高中生的整体睡眠时间为每晚 5.7 小时，大多数高中生都会在白天昏昏欲睡。另一份有关韩国学生的研究发现，五年级学生上学期间的平均睡眠时长还是每晚 8 小时，但到了十年级，他们的睡眠时间就缩减到每晚 6 小时，到十一年级进一步缩短到每晚 5.6 小时，在高中的最后一年，学生的睡眠时间竟糟糕得仅剩每晚 4.9 小时。在日本，有 90% 的青少年存在睡眠不足。德国青少年则好一些，他们在上学期间每晚能睡上 7.8 小时。澳大利亚的青少年相当不错，平均每晚大约能睡上 9 个小时，瑞士和挪威的青少年每晚的平均睡眠超过 8 小时，即使上学期间也不例外。比利时青少年在上学期间每晚可以获得超过 9 小时的睡眠时间，而他们在周末的睡眠时间则将近 10.5 小时。

---

* 社会时差是休息日睡眠中点时间与工作日睡眠中点时间的绝对差值，是反映昼夜节律紊乱的一种新型指标。——编者注

“睡眠不平等”

生活在非白人家庭和低收入社区家庭的孩子更容易睡眠不佳或出现睡眠障碍。“睡眠不平等”现象在美国普遍存在。一项面向初高中学生的研究发现，非白人家庭的孩子和低收入家庭的孩子比白人孩子发生睡眠不足的可能性更高。一份美国高中生的大样本调查显示，超过五分之一的黑人学生表示每晚睡眠不超过5个小时。加拿大、美国、澳大利亚和挪威等国的研究发现，在经济状况欠佳的社区，居民的睡眠时间和睡眠质量往往更难保证。美国的成年人中也存在这种睡眠健康方面的差异，而睡眠不足会增加心血管疾病和其他疾病的发病率，因此，这可能也有助于解释与种族有关的其他健康差异。公共卫生研究人员和从业者认为这是一个可以用支持社区健康睡眠的方式来解决健康差异问题的好机会。

睡眠不足的部分原因可能是歧视的压力，这一点我们将在下一章的最新研究中重点讨论。除此之外，社区环境中系统性种族主义的影响，体育活动设施的普及程度，工作时间安排和儿童托管的限制，以及整体的压力状况都影响着每个家庭的睡眠质量。在第5章中，我们将看到有些通勤的孩子不但要忍受漫长的乘坐公共交通的时间，还要违背昼夜节律过早起床。

好消息是，这意味着改善医疗保健、减少财务压力和投资社区环境等政策和举措可能也会提高居民的睡眠质量，并在此基础之上全方位提高居民的身体健康水平。

事实上，出于对青少年睡眠水平下降的关切，美国疾病控制与预防中心已将“让更多九到十二年级学生获得充足睡眠”与减少吸毒过量致死案例、增强全球安全饮水供应等影响深远的目标一起，列为全球健康优先事项。

团队合作：让青少年睡眠问题迎刃而解

当今青少年的睡眠何以如此匮乏？若想帮青少年重获健康睡眠，首先要回答的就是这个问题。作为心理治疗师、睡眠专家和母亲，我们亲眼见证了这场“完美风暴”（现在我们称之为“飓风”），诸多因素汇聚一处，酿成了这场青少年睡眠匮乏的危机。

我们没有把问题联系起来。当我们思考青少年睡眠匮乏的现象时，你大概会震惊于社会的不作为。但这正是睡眠不足的一个隐藏本质：它不具备明显特征。无论是焦虑、抑郁、多动症、注意力不集中、在学校表现不佳或吸毒，我们都可以直接用肉眼观察得到。即使睡眠不足会导致以上所有问题，我们也很难把这些问题和睡眠联系起来。在我们的治疗实践中，父母和青少年很少直接抱怨睡眠不足，他们也很少意识到这是一个问题，这常常会让我们感到惊讶。他们抱怨自己易怒、受到运动伤害、学业困难、注意力不集中、抑郁或缺乏动力（这些都是睡眠不足的迹象），但他们不会抱怨缺乏睡眠本身。如果我们说清洁的饮用水和营养丰富的食物对我们而言并不重要，我们一定会被笑掉大牙，被人轰出去。但是，睡眠的重要性并不逊于这些基本的生存要素，事实上睡眠是赖以为生的必要因素。针对其他哺乳动物的研究表明，睡眠和食物的不足会在相等的时间范围内导致死亡。

竞技体育领域的睡眠优势

斯坦福大学的研究人员对优质睡眠在大学篮球运动员身上产生的影响进行了测试。运动员需要遵守每晚10小时睡眠的作息制度。结果，他们的罚篮和三分球命中率提升了近10%（了解篮球的朋友都知道这是多么关键的提升），他们的冲刺速度和反应速度也都得到了提升。他们表示球员训练和比赛的身心状态得到了全面提升。睡眠不低于9小时的大学网球运动员发球的准确率也得到明显提高。勒布朗·詹姆斯（LeBron James）曾多次提及睡眠的重要性，并表示睡眠习惯对自己运动状态的恢复和伤病预防功不可没。他曾开玩笑地提起教练每天都会问他："你昨晚睡了多久，有没有8到9小时？"

当家长聚在一起时，我们总是探讨孩子的旅行社团进展如何如何，或是音乐剧排练得怎样怎样。但当孩子度过婴幼儿期后，你还是否听过其他家长问："嘿，你家孩子的睡眠怎么样？"

学校领导也对青少年睡眠缺乏理解和重视，他们把睡眠的优先级放得很低。学校的作息时间表、环境和政策并不支持青少年的健康睡眠。举例来说，学校的作息安排和青少年身体的自然节律并不同步，这就导致孩子们的睡眠时间被压缩，出现社会时差，对孩子的身心健康造成巨大负面影响。很多高中生家庭作业过多，直接导致学生不得不熬夜，但却无法达到应有的记忆水平。

睡眠是健康的秘密武器

尽管近 10% 的十二年级学生表示他们曾在开车时睡着过，但大约三分之一的人表示他们在驾驶教育课上并没有学到过疲劳驾驶的相关信息。话虽如此，谁知道呢？也许是他们太困乏了，估计就是听到也当成耳旁风了吧。

我们没有开启睡眠监测。这造成另外一个现象——我们对自己家庭睡眠不足及其所造成损失的估算常常与现实相差甚远。澳大利亚的一项研究发现，在大多数青少年身上都可观察到临床睡眠问题的一个或多个迹象，但只有 14% 的父母认识到孩子存在睡眠问题。美国国家睡眠基金会关于青少年和睡眠的调查发现，九成父母认为他们的孩子每周都至少有几天可以睡饱，但绝大多数孩子并非如此。事实上，青少年比父母更清楚地看到了这个问题：半数以上的青少年表示知道自己睡眠不足，白天过于困倦。一项调查发现，在 15~17 岁青少年的父母中，只有 35% 的人认为孩子需要睡上 9 个小时或更久。有很多调查者认为对青少年而言，9 小时睡眠是一种奢侈品，而不是身心健康和成长发育的必需品。

青少年睡眠不足的若干表现

- 上课期间，一周中出现起床困难不止一次。
- 周末和假期的睡眠时间比平时长 2 个小时或更多。
- 在学习或进行看电影等被动娱乐活动时会睡着。
- 上午有机会就能睡着（比如上学路上，或上午的某节课上）。
- 精神不振、情绪化、易怒。
- 对上学缺乏兴趣，感到无聊，缺乏目标。
- 饮用含咖啡因饮料或吸电子烟（含尼古丁）。
- 没有睡前放松时间，过于投入，学习时间过长。
- 傍晚或早晚间小憩。

睡眠过少是成长中不可避免的部分，这种观点已经被社会广泛接受。孩子们早上艰难地爬出被窝，太阳还未升起，就有许多孩子离家上学，这些都被我们看成了正常现象。从社会的角度看，我们认为青少年可能普遍存在情绪化、懒惰、叛逆问题，或者缺乏决策能力。奇怪的是，这些都是睡眠不足的典型表现。我们一直苦苦思索着如何能帮助青少年孩子克服这些问题，却忽略了他们幸福根基的最重要一环——睡眠。

青少年生物钟转变较晚。你知道吗？青少年独特的生物钟控制着他们的入睡和觉醒时间。在青少年时期，睡眠时间会在神经层面发生变化。大多数孩子的这种变化从初中开始一直持续到成年早期。在这段时间里，大脑的睡眠时钟被推迟，导致青少年本能地更能熬夜，早上又想晚起。他们连简单的

“早点上床”都很难做到，其中很多人无论怎样做，都没有办法在晚上10点或11点之前入睡。同样的道理，大脑时钟设置的觉醒时间接近早上8点。这与“懒惰”无关，所谓的“懒惰”其实是一种错误的刻板印象。对青少年来说，早晨6点是“夜晚”时间，在这个时候醒来意味着要让睡眠损失几个小时。

青少年总爱“犯困”

在美国，有三分之二的高中生服用能量饮料，这些饮料含有咖啡因和兴奋成分牛磺酸及其他化学物质。这样说来，在2005—2011年期间，由能量饮料引发的急诊次数增加了10倍也就不足为奇了。在英国和德国等欧盟国家*，能量饮料已经迅速打入青少年市场。最近的一项调查发现，大多数高中生都饮用过能量饮料，约有三分之一的高中生经常饮用。

电子烟在青少年群体中越来越受欢迎，电子烟中通常含有一种名为“尼古丁”的兴奋剂。美国的一项大型研究“监测未来”从1975年就开始持续跟踪青少年的毒品和酒精使用情况。研究发现，在所有被记录的物质中，吸食电子烟的青少年人数增长最快。截至2020年，有四分之一的八年级学生和一半的十二年级学生吸食过电子烟。仅在2017—2019年之间，吸食尼古丁产品的人数就增加了一倍。

---

* 2020年1月31日，英国正式“脱欧”，结束其欧盟成员国身份。 ——编者注

让剧情发生反转的是，在第 3 章中我们将看到青少年对光线和科技等环境因素尤为敏感。他们的大脑更容易受到外界的诱惑而熬夜，化学反应也更容易受到抑制。这意味着合适的睡眠环境、生活习惯和时间安排对青少年尤其重要。

“给我发消息，我只是在睡觉。”人们对技术给睡眠造成的影响进行了很多科学的调查和讨论，这一点我们将在第 4 章中进行探究。但我们应该先弄清楚一点：科技是侵害青少年睡眠的主要力量。智能手机、电子游戏和社交媒体通过不同途径“窃取”了青少年的睡眠，研究显示电子屏幕的使用与睡眠质量的下降之间存在着明显联系，这也支持了上述观点。事实上，自 2010 年以来，随着智能手机的持有量逐渐升高，青少年睡眠质量和心理健康状态就开始呈下降趋势。作为父母，我们不会让孩子喝着大杯的卡布奇诺去上床睡觉，但大多数青少年回到卧室时随身携带的电子设备“窃取”睡眠的力量比咖啡有过之而无不及。大多数青少年在睡觉时都会把手机放在枕边，父母感觉自己已经失去了对电子屏幕和睡眠卫生的控制。科技公司和社交媒体等吸引了孩子的注意力，偷走了孩子的睡眠，而对它们所造成的后果，却无须承担任何责任。父母经常发出这样的感慨：我们管不了科技，也没法把它挡在卧室门外——潘多拉魔盒已经打开。可是，潘多拉魔盒毕竟是神话，关于睡眠，我们还是可以好好谈一谈的，我们也有能力从家庭的角度做出改变，进行一场睡眠革命。我们自己也是妈妈，知道这件事有多棘手，但是你们并不是孤军奋战，我们会帮助你们共同完成这项艰巨的任务。我们认为，在家庭中可以采取以下几个最强有力的措施来改变现状：为青少年及其父母赋能，充分认识和理解电子媒体对睡眠的影响机制，从父母的行为着眼改变习惯。如果这样做了，一周之内就可以改变睡眠，家庭关系也会随之改善。

上课时间过早，课业负担繁重。青少年从升入高中开始，睡眠就因为这两个因素而逐步被蚕食。过多的家庭作业、科技的侵入和睡眠化学反应的延后共同推迟了孩子们的就寝时间，而学校的上课时间安排让一些青少年在太阳升起之前就要离开家门，从生物学的角度来说，这并不友好，在某些情况下甚至带有虐待性质。尽管数十年证据表明上课时间过早存在危害，父母、学生、美国儿科学会等多方也纷纷提出请求，但在美国，高中上课时间过早仍是常态。青少年处在需要更多睡眠的发育黄金期，睡眠却遭受一生中最严酷的挤压。究其原因，父母、老师、校长、（教育部门）主管、体育教练及大学招生委员会都脱不开干系。我们非但没有团结协作来帮助青少年健康成长，反而忽略了他们最基本的睡眠需求。孩子们每天要做 3 小时的家庭作业，进行棒球训练或舞蹈排练，可能还有一份兼职工作，与此同时科技又无时无刻不在攫取他们的注意力，就算这样，第二天还要早上 7:45 就早早上课。这样真的合适吗？只要做一做简单的加减法就会发现，如果不做出改变，结果就只能是睡眠被大量剥夺。

青少年如何找回睡眠

当我们通盘考量影响青少年睡眠的所有因素时，就像是在做一道无解的数学题。这就像是一场赌局，尽管赌注很大，重要性也很明显，但眼下这副牌仍然对青少年睡眠状况相当不利。

好在问题还是有解的。所有导致青少年睡眠不足的因素，恰恰是青少年重获睡眠的契机。虽然有些因素需要社会层面的转变，但青少年及其父母可以对许多因素采取即时而直接的控制。一些居家习惯的微小改变就能产生很大的影响；上学期间，即便是每天多睡 30 分钟，一周下来也能多睡 2.5 小时。从个体角度来说，存在这样一个简单而有力的事实——睡眠是自然而然发生的事情，我们的大脑和身体都会按程序进行睡眠。我们在所有动物身上都观察到了睡眠，这是一种与生俱来的重要能力。如果拥有了本书所传授的“适应力”，你的睡眠就会被接管，因为睡眠就像口渴、饥饿、呼吸一样，是一种自然演进的驱动力。我们在工作中反复看到这一点：当我们确定影响睡眠的因素并全面地帮助家庭养成新的习惯时，青少年的睡眠很快就会得到极大改善。这不是魔术而是生物学的价值，当然，能美美地睡上一觉，这感觉确实很神奇。

了解睡眠。在接下来的两章中，我们将探究青少年独特的睡眠需求和大脑生物钟。通过了解青少年所需的睡眠，以及使他们出现“夜猫子”倾向的生物学机制，我们将学会形成更好的睡眠习惯。青少年将认识自己的睡眠时钟，理解睡眠如何影响对他们来说很重要的东西，以及如何利用这些信息设定良好的习惯和作息时间以实现健康睡眠。在第 4 章中，我们将了解智能手机、社交媒体和电子设备及照明电光源是为何并如何对青少年睡眠产生如此强烈的影响。在第 5 章中，我们将看到，上学时间友好且睡眠良好的孩子可以进行清晰的、批判性的、创造性的思考。他们能够管理时间，牢记信息，在校表现自然也就更好。面向学校的管理者，我们也在第 5 章提出了相关建议。我们将告诉学校和球队，如何利用睡眠的力量来提升学生学习体验和学术水平、提高运动成绩。

“古人类式睡眠。”睡眠是自然的，但现代世界却并非自然文明。人类的大脑及其内部的睡眠时钟经常被现代生活的信号所迷惑，违背自然界的提示。当光线和活动的信号在错误的时间出现，我们的感官系统，尤其是青少年的感官系统就会出现错位，导致出现睡觉过晚、睡眠不足和社会时差等情况。而美妙之处就在于，你可以利用这些信息改变自己的习惯，使自己更好地融入自然环境。具体而言，遵循人体自然的睡眠系统，就是我们所说的“古人类式睡眠”（在某种程度上达到“日出而作，日落而息”的自然状态）。你无法脱离现代生活（话虽如此，但后续我们会介绍露营实验，读后你就会想给家人买顶帐篷，把各种电子设备抛诸脑后），但却可以睿智地管控自己的生物钟，使自己与自然睡眠更加同步。

进化使我们的大脑可以从太阳与黑暗中获取线索。但现代生活斩断了这层联系，从而减少了我们的睡眠。

“快乐睡眠者”的 5 个习惯。在第 6 章，你将学到“快乐睡眠者”的 5 个习惯，这些习惯都是便于在家庭中实施的可行方案，可以使睡眠质量得到显著改善。养成这些习惯，便会建立“睡眠泡泡”。“睡眠泡泡”具有保护作用，使我们的睡眠具备自我调节能力，让我们的大脑和身体能够在睡眠中得到充实，同时修复肌肉，加强免疫系统，巩固记忆，等等。在形成这些习惯后，我们的情绪状态也会得到改善，更愿意参加各种活动，在运动中的表现也会更棒。我们会更加乐于参与，作业的完成质量也会提高，感觉找到了最好的自己。

在第 6 章，我们将讲授一些习惯，通过一些身心练习和相关措施来改善睡眠质量和睡眠时长。然而，如果青少年患有更加顽固的失眠症，那么就需要进行临床治疗（通常是治疗失眠的认知行为疗法）。遇到这种情况，一定要与专攻睡眠的医生和治疗师交谈，这一点非常重要。

青少年自我驱动。每一位父母都非常清楚，青少年必须要有获得更多睡眠的动力，否则一切都是空谈。我们会给出足够的理由来支撑改善睡眠的重要性，但关键是要让青少年自己把自身感受、关心的事物与睡眠的作用联系起来。本书会提供很多对话示例和吸引青少年参与的方法。没有哪个青少年愿意被人指手画脚，但根据我们的经验，所有青少年都喜欢健康和快乐的感觉。我们需要用同理心来引导青少年，聆听他们对优先事项的想法，针对睡眠、学校和日程安排进行家庭内部讨论，让孩子在成长的过程中逐渐掌握对这些事情的控制权。也就是说，必须让青少年自己找到获得优质睡眠的动力。在第 8 章中，我们将教授富有同理心的有效沟通三步法，让你的话术拥有用武之地，此外我们还将给出增强动机的建议，并准备了一套改善青少年睡眠的锦囊妙招。

“睡眠排第一”。一天结束后，当星星开始眨眼，希望你能穿上睡衣爬上舒适的床。健康的睡眠绝不能停留在简单的习惯和检查清单上，不然这些改变也不会长久。要想一生都能睡得好，我们需要改变对睡眠的思考方式并把睡眠放在第一位。不幸的是，许多家庭都被迫把睡眠放在最后一位，他们认为睡眠可有可无，只有在满足其他所有优先事项后才会予以考虑。这使人们很容易牺牲 30 分钟或更多的睡眠时间，日复一日，“睡眠债”就这样积攒起来。我们将帮助你提高睡眠的优先等级，给睡眠调一调“座次”，把它从最后一排调到第一排。我们会让你将睡眠作为基础，围绕睡眠安排生活。“睡眠排第一”法则对父母、青少年、高中、运动团队、学区等全部适用。

许多青少年父母告诉我们，他们已经失去了对就寝流程的控制。在 8 岁时，孩子还可以程序化地早睡、读书、睡前聊天、掖好被子，睡觉时还有毛绒玩具的陪伴。到了 12 岁左右，这些亲昵的仪式开始被淡化，父母认为孩子睡觉不再需要这么大的阵仗。到了 15 岁，大多数孩子睡得比父母更晚，他们丢弃了睡前阅读的快乐，手机则成了枕边新欢。经常有父母向我们承认自己已经放弃管控青少年孩子的睡眠。他们既不知道孩子们到底什么时候睡，也不知道他们到底睡了多久。手机、电脑、电子游戏就在孩子的卧室，社交媒体和电子屏幕的使用再加上学校作业和课外活动野蛮地掠夺着孩子的睡眠时间，睡眠似乎注定是输家。但事实上，居家习惯有着强大的力量，我们在研究和临床经验中发现，父母的参与可以切实有效地提高孩子的睡眠质量和健康水平。一项针对七年级学生的研究发现，预测青少年睡眠质量的第一要素就是青少年居家的睡眠习惯，例如上床时间是否固定，睡前放松的时间是否充足，以及睡前是否被限制接触电子屏幕和咖啡因。研究人员在美国的大型国家级样本中发现，父母规定睡眠时间较早的青少年表现出了最佳的心理健康状态。在本书中，我们将根据孩子的年龄，帮父母找到合适的参与度。如果你萌生退意，请记住，即使每晚多睡 30 分钟也有着重要的意义，并且有可能会改变生活。

父母、老师、教练、心理健康工作者、教育行业领导及任何接触和关心青少年的人，都需要把他们的健康放在首位，产生积极的连锁反应，惠及我们的家庭、学校和社会。

保护并恢复青少年睡眠，就是现在。

如何使用本书

本书的第一部分探究了青少年大脑和睡眠的惊人力量。它打破了一些有关青少年的常见错误观点，帮你看清幕后真相。让你不时茅塞顿开，加深理解并提高积极性。我们深入研究了青少年的睡眠科学及睡眠能带来的巨大收益，我们解释了生物钟的运转机制，以及孩子为什么在周一早上需要额外督促才能起床。在第 4 章和第 5 章中，我们探究了干扰青少年整夜睡眠的两大障碍——电子屏幕和学校。

在第二部分中，我们将列出工具、习惯和做法，让你在家中就可以付诸实践。所以，提高孩子的睡眠质量，就从今晚开始吧！

02 青少年大脑的基本营养

让我们先暂停讨论睡眠。现在，我想先讲一讲最近了解到的神奇药物。从一种名为“垂目”（erom）的植物外表皮提取的“垂目多素”对青少年生活的多个方面都有巨大好处。这种药物被认为可以提高注意力和学习成绩，刺激生长激素分泌，提升免疫系统，并有助于肌肉修复。它还可以降低日后患癌症和糖尿病等慢性疾病的风险。青少年在服用后，其大脑额叶会被高度激活，他们会因此更喜欢学校并获得更大的创造力。它促进了大脑中高度兴奋的神经化学流动，会减少家庭作业引发的争吵。临床证明，这种药物可以减少眼动。它可以减轻压力，使情绪更加积极，让青少年敞开心扉。事实上，“垂目多”（erom peels）将可能成为未来的“万能药”。

好吧，已经被你们发现了，反过来念“垂目多”，就是“多睡”（sleep more）。我们还能说什么呢？我们毕竟只是睡眠专家，不是喜剧作家。但你发现没有，一旦把“多睡”看成是一种药物，它听起来好像不真实。生活中，其他自发的日常行为都无法像睡眠一样，拥有如此广泛、巨大、多元化的收益。

你知道睡眠什么时候特别重要吗？就是在孩子的成长发育阶段。婴儿需要超长睡眠以满足大脑的快速发育，同理，青少年也需要大量睡眠以度过大脑发育的蜕变期。正因如此，我们会花些时间阐述青少年奇妙的大脑内部发生的一些关键变化。如果你对生物学并不是特别感兴趣也没有关系，你很快就会发现这个过程有多么神奇。我们将颠覆一些关于青春期的刻板印象，展示睡眠的重要性，帮助你从青春期发育过程的重大成就中汲取力量。

大脑在青春期会进行大规模永久性重构。额叶（尤其是前额叶皮层）是我们智慧、明智决策、情绪调节、移情和判断的枢纽，随着大脑在这一阶段的迅速发育，它会变得更加强大和高效。在负责智慧的前额叶区域，脑细胞将形成连接，向下延伸到大脑下部，大脑下部中含有边缘系统等区域，边缘系统含有我们的情绪发生器——杏仁核。这意味着在青春期阶段，大脑的思考和监督区域与大脑的情感和冲动区域更加紧密地结合在了一起。精神病学专家丹尼尔·西格尔将这一现象称为大脑“上层”和“下层”的连接。这个连接建立后，青少年会更加善于制订计划，并设身处地为他人着想，同时也能平衡自己的感受。

猜一猜大脑的这种变革性构建发生在什么时候？没错，就发生在睡眠期间。青少年大脑内所有网络连接的加强和完善都发生在睡眠期间。睡眠是生活的重要组成部分，然而我们很多人，特别是青少年，却把睡眠缩减到很低水平，可以说已经到了危险的地步。事实上，正是鉴于睡眠对大脑发育的重要性，研究人员才提出了一个非常合理的问题：青春期睡眠不足是否会永久性地改变大脑和行为的发展轨迹？很多人相信答案是肯定的。

在睡眠中发育

希瑟的儿子正处在青春期，最近他每晚都要睡 11 个小时，希瑟看了看儿子，说他看起来长高了。这并非玩笑，他确实发育了（好吧，我承认从视觉上来说，只长高了一点点），但他大脑中的连接得到了强化，情感得到了平衡（他起床时很开心），前一天练习的技巧也更加熟练。他进入了一个悠长深邃的睡眠之夜，这让他更加强壮、更加聪明，也更加敏捷，当然，还能长高那么一点点。事实上，从斑马鱼到哺乳动物，许多物种的发育都需要更多睡眠。对于人类来说，这是因为我们要在睡眠中完成构建并完善大脑与身体的繁重工作。深度睡眠对青少年大脑至关重要，大脑的“修剪”过程是其中的诸多原因之一。在这一过程中，未使用的神经连接会凋亡，其他的神经连接则会得到强化，而青少年大脑则实现了高度专项化、一体化和敏捷化。事实上，睡眠科学家已经发现，所学的技能似乎会在深度睡眠加强后形成。这意味着睡眠并不只是恢复和休息，也是积极的建构。大脑皮层是大脑的最外层，构造非常复杂。最近的一项研究发现，睡眠较短、入睡时间较晚、睡眠质量较差的青少年大脑皮层往往可能更薄。

这种“重塑”使青少年时期成为发育的敏感期。上下层大脑之间的连接和神经元的“修剪”产生了一系列惊人成果：青少年精力更加旺盛，更富创造力和冒险精神，也获得了更大的成长空间。这就使得青春期成为一个真正的潜力迸发期，但同时也是一个脆弱的时期。正因如此，在所有的年龄段孩子中，青少年最容易出现心理健康问题，发生致命性或改变人生轨迹的事故的概率也最高。站在父母和社会的角度，我们要让健康的睡眠滋养青少年的大脑，帮助孩子度过生命中的关键转折期，促进其茁壮成长。

睡眠支持着青少年生活的方方面面，但使得青少年的健康睡眠在近些年变得举足轻重的原因有以下几点。

睡眠促进心理健康

睡眠与心理健康的关系可以说是贯穿全书。这种关系很复杂，人们曾把睡眠不足视为心理或身体健康状况欠佳的副作用。但是现在，我们知道睡眠不足会触发，或者说至少会加剧这些状况。据估计，90% 的抑郁症患儿都存在睡眠问题。对青少年进行的长期研究发现，失眠往往是心理健康问题的前兆。事实上，睡眠问题已经成为预测青少年日后抑郁症倾向的一项风险指标。换言之，睡眠不佳的青少年患上抑郁症的风险更高。一项针对年轻患者的实验室研究发现，与非焦虑症患者相比，他们入睡需要花费的时间更长，睡眠的深度更浅。焦虑症、抑郁症、双相情感障碍和多动症通常都与睡眠问题紧密相关。事实上，几乎所有的心理健康问题都与失眠脱不了干系。青少年健康危险行为调查（YRBS）大量选取全美各地高中生作为样本，具有全国性的代表意义。调查结果显示，情绪化、自残行为与睡眠质量不佳存在显著联系。在自称每晚睡眠不足 6 小时的孩子中，表示曾考虑自杀的比例是每晚睡眠 8 小时及以上孩子的 3 倍。

在青少年时期，心理健康是一个至关重要的命题。事实上，许多父母和医生会把心理健康问题当作青少年成长的核心问题。青少年更容易受到压力影响，大多数精神疾病都是在青少年时期出现。对于父母而言，保持孩子的心理健康和幸福感是我们目前的第一要务。

性成熟期 vs 青春期

英文的 adolescence 和 puberty 都可大致译作“青春期”，那么这两个术语的区别是什么呢？puberty是由大脑和激素释放引起的一系列明显生理变化，平均从十一二岁开始，因此译为“性成熟期”更为贴切。而adolescence描述的范围更广，指生命中介于孩童时期和成年时期之间的一段时期，大约横跨10~19岁。它既包括性成熟期带来的身体变化，也包括我们在身份、关系、情感和世界观上感受到的变化。

睡得越多，压力越小

健康的睡眠使青少年感到快乐。究其原因有很多方面。其一，充足的睡眠对生活有积极的过滤作用。研究人员在实验中发现了该现象的另一面。他们将青少年和成年人的睡眠时间限制每晚5~6.5小时之间，一连数晚，并在随后的两个晚上，允许他们进行8.5小时的“恢复性睡眠”。结果显示，当睡眠不足时，所有组别都声称“有趣、兴奋、快乐、精力充沛、开朗、自豪”的感觉统统减弱，睡眠不足格外加剧了低龄青少年的担忧。当睡眠不足时，他们会感觉平时最担心的事情的威胁性大大增加。研究者解释说，这意味着低龄青少年在睡眠不足的情况下，可能特别容易受到焦虑感加重的影响。

我们都知道，没有好的睡眠，情绪和心态都会受到影响。这些现象的脑科学基础正在实验室里被逐渐揭秘，但是睡眠似乎可以令大脑的上层区域获得安抚，影响并控制大脑中的下层情绪区域。我们曾说过，这种上下层关系会在青春期得到“重塑”。当我们不睡觉时，理智的上层大脑便不再参与工作，这时产生恐惧、愤怒、回应式情绪和负面情绪的原始情绪大脑就只能自生自灭。睡眠学家马修·沃克（Matthew Walker）针对这种现象进行了室内实验，剥夺一组年轻人睡眠 1.5 天，然后让他们观看反映不同情绪状态的图片，并在观看时对他们的大脑进行扫描。睡眠不足组的杏仁核（位于边缘系统的情绪中心）激活数量比睡眠正常的对照组多出 60%，体积增加了 3 倍。研究人员称这是杏仁核的高边缘反应。杏仁核和前额叶皮层之间的连接相较休息良好的对照组也明显更弱（即上下层连接失败）。这就表明，如果没有适当的睡眠，大脑的情绪中心可能会过度活跃，上层调节中心的安抚可能会减少。研究人员将此描述为“自上而下的前额叶控制失败”。

青少年暴力

青少年暴力行为是导致青少年受伤和死亡的主要原因，也会对社区乃至社会造成破坏性影响。美国疾病控制与预防中心数据显示，每年由青少年暴力引起的非致命性伤害超过 40 万起。暴力行为很复杂，往往难以理解和预测。但我们可以明确的是，健康的睡眠会降低冒险行为和不良决策，帮助我们更加乐观，减少对抗心态。若想减少社会影响广泛的暴力行为，睡眠是解决方案中不可或缺的一环。

有关心理健康和睡眠之间联系的数据有很多。睡眠时间较短（7.5 小时）的学生比睡眠时间较长（9.7 小时）的学生感受到的压力更大。一项有关新泽西州高中生的研究发现，睡眠严重不足的人群（人数众多，平均睡眠时间为 6.1 小时）中表现出严重抑郁症状的概率是其他人群的三倍。研究者直言：“在青少年人群中，睡眠不足与抑郁症‘结伴而行’。”我们该做的不是让他们吃药，而是要给他们一个好好睡觉的机会。让父母尤为担心的是，研究结果显示，与抑郁症和自杀意念相关的不仅有睡眠时间不足，还包括晚睡和入睡时间不规律。一项针对超过 1.5 万名七至十二年级学生的研究发现，与上床时间被父母规定在晚上 10 点及以前的孩子相比，上床时间在午夜甚至午夜之后的孩子患有抑郁症的概率要高出 24%，产生自杀倾向的概率则要高出 20%。

其他人种相比，白人更容易出现睡眠问题，对此，最近一项对亚洲、拉丁地区和黑人青少年的研究解释了其中原因。福特汉姆大学研究员蒂法尼·伊普（Tiffany Yip）跟踪记录了一群青少年在 4 年之中的受歧视情况，并一同记录了他们的睡眠和其他健康症状。孩子们在受到歧视的压力后，当晚睡眠就会受到严重干扰，第二天的倦意和日间功能障碍也更严重。这种压力对睡眠的影响越大，孩子们就越有可能长期出现焦虑和抑郁症状。这阐明了歧视是致使睡眠减少的一个因素，并且会对青少年的幸福健康产生负面影响。

睡眠不足对各年龄段的人都会产生负面影响，但青少年受到的影响格外突出，因为这一时期正是大脑的重塑期，缺乏睡眠会对青少年的心理和生理健康造成不良后果。睡眠是青少年心理健康的一环，它可以平衡情绪情感，消化一天的经历，并日复一日地营造乐观向上的成长节律。正因为睡眠对身心健康如此重要，如果听到高中生每晚只睡六七个小时，我们就应该敲响警钟了。

睡眠让青少年远离危险

现实已不止一次证明青少年的危险行为与睡眠不足有关。在最近的一个案例中，哈佛大学的研究人员对美国青少年危险行为调查数据进行了分析，结果发现睡眠少于 8 小时的青少年更容易饮酒、吸烟、服用其他药物、参与危险驾驶行为、发生危险性行为或具有攻击性行为。针对不同国家青少年的研究都呈现类似的模式：在芬兰的青少年中，药物滥用与疲劳及不良的睡眠习惯存在很大关系；而在意大利的青少年中，睡眠不佳者要比睡眠良好者更容易吸烟和饮酒。

睡眠不足导致不良行为的原因究竟是什么？事实上，各年龄段的人在睡眠不足的情况下都很难做出最佳决策。当我们失眠时，由前额叶皮层控制的高级理性判断能力和冲动控制能力就会受到影响。小孩子如果睡得少，往往更容易发脾气，控制冲动的能力下降，从而产生不合理行为。

可问题是由于青春期大脑中所发生的转变，青少年本身就很容易做出危险决定。青少年的多巴胺系统在大脑中的辐射强度较成年人更大。我们大多数人都知道多巴胺是一种化学物质，它能让我们感受到一种强烈的正向奖励，产生让我们想要再来一次的冲动。但多巴胺也会让我们寻求刺激，和成瘾行为存在联系。青少年身体会增加多巴胺的释放，而敏感性也会有所增强。伏隔核是位于下层大脑边缘系统的一个脑区，脑成像研究表明，伏隔核的敏感度在青春期中期（约 15~16 岁）达到顶峰。该脑区向我们发出强烈的驱动信号，让我们为了奖励而行动，此过程并不受到上层大脑的控制。这意味着青少年对奖励的感受十分强烈。青少年时期的我们会从某件事情中得到大量纯粹的快乐，致使冲动达到顶峰，渴望最有趣、最诱人、最刺激的活动。由于多巴胺的投射通路遍布全脑，整个大脑都会受到多巴胺的影响。这种奖励的敏感性呈曲线模式，峰值出现在青春期中期，对冲动的控制随着时间推移而缓慢增强。奖励的敏感性超过冲动控制时，对部分孩子来说可能特别危险。多巴胺对大脑中感受和期盼奖励的系统有着十分强烈的作用，这也是青少年更容易成瘾和做出危险行为的部分原因。前额叶脑区的控制中心会在青春期得到加强，它可以帮助孩子做出理智的选择。但是，如果睡眠不好，这些控制中心就很难发挥作用。

风险和青少年的社交大脑

毫无疑问，青少年在聚集和独处时会做出不同的决策。例如，在青少年开车时，如果副驾驶位坐着的是年龄相仿的同伴，那么发生车祸的概率就会增加，而成年人驾车则不会出现这种情况。在驾驶模拟研究中也有相同发现，同伴在场时，青少年会更加冒险，而成年人则不会。有趣的是，一般来说，儿童和成年人对情感信息的敏感度和适应性都不如青少年，这一点得到了大脑相关研究的支持。来自耶鲁大学的一个研究团队对儿童、青少年和成年人进行了一项计算机任务测试，测试考验的是参与者的自我控制能力。参与者会看到不同人的积极、消极和无情绪的面部表情图像，在看到这些图像时，他们必须按下或拒绝按下一个按钮。遇到无情绪表情时，青少年得分和成年人一样高，甚至成绩更好；但当他们看到快乐和兴奋的表情时，自控能力就出现了下滑，相比之下准确度更低（儿童和成人的表现保持一致）。腹侧纹状体是大脑中负责检索新线索和奖励线索的一个区域，当参与者试图在看到情绪表情的同时执行上述冲动控制任务时，腹侧纹状体会对青少年产生更加强烈的刺激。

这项研究和其他大脑研究表明，社交对青少年大脑的影响很大。在没有社交的平静状态下，青少年往往会做出沉着冷静的决定。但是，如果受到了情感信息或同伴的影响，他们更容易动摇。这意味着从某种意义上说，青少年有着比我们成年人更强的共情能力。但这也可能导致青少年失去自己的道德判断标准，被他人和自身感受所影响。“同伴压力”更准确的说法应该是

“同伴在场”，因为朋友并没有必要为了影响青少年的道德坐标而主动施加压力。这实际上具有良好的进化意义，人类是天生的社会性动物，而青春期是一生中获得同伴间归属感和认同感的重要时期。但事实上，同龄人的影响可以从很多方面对青少年发挥作用。最理想的状态是选择跟能够进行良好的自主决策的积极向上的同龄人在一起。

风险和“无所不能”之谬

人们常说，青少年总自诩无所不能。因此，他们有时会做出错误选择。事实证明情况并非如此。这是对青少年的另一种刻板印象，并未得到科学支持。研究表明青少年很了解风险，他们的确会在事前进行考量，评估潜在的损失，但他们知道可能会出问题。

那么，为什么与成年人相比，青少年更容易做出一些过激行为，如狂饮、午夜外出游泳、在狭窄的公路上飙出时速 100 英里呢？从某种程度上来说，可能是因为青少年和成年人在决策时存在着不同的风险计算机制。由于青少年的多巴胺系统过度活跃，某种行为带来的奖励和满足感要比潜在的负面结果获得更高的权重。

想想看，从技术上来讲，许多冒险或“不负责任”的行为酿成事故（如在泳池中溺水或发生车祸）的概率很低。单独看每一种情况，都是不出问题的可能性更大。于是，这种“高奖励”和“低风险”的评估让青少年下定了尝试的决心。事实上，只要一想到快乐的活动，大脑的愉悦中枢就会激活并释放多巴胺，让我们满足于专注或回报本身而忽略事情可能产生的不良后果。这意味着青少年并不一定冲动，为获得想要的回报，他们也经常超前思考，提前规划。但他们仍有可能决定打破规则，或者做出自己日后都会认为不甚明智的决定。达特茅斯学院的研究人员借助大脑扫描技术对青少年的这些由奖励驱动的决策进行了观察。他们向成年人和青少年展示了“头发起火”“屋顶跳落”和“与鲨鱼游泳”等情景。成年人立即否定了这些活动，而青少年则需要更长的时间做出回应，整个决策过程调动的大脑区域也更为局限。研究人员将这两种思考模式称为“把握重点式思考”和“逐字逐句式思考”。

当面对潜在危险时，成年人往往会避开诱惑性的干扰信息，用直觉做出判断，直接切中要害并表示拒绝；而青少年则更有可能从表面入手，字斟句酌（逐字逐句）地进行权衡和分析，并高度关注奖励。大脑前扣带回皮层是我们发现自身错误的重要区域。大脑的扫描结果表明，青少年的前扣带回皮层尚未完全接通。这也就意味着，如果出现问题，青少年要花费更长的时间才能汲取教训并监督自身行为，也需要更多的时间和经验才能把这些问题联系起来。

为什么不建立“保护膜”

既然青少年存在这样一个“高奖励、低风险评估”的驱动力机制，那么我们似乎可以提出这样一个观点，能不能研发一个“保护膜”把孩子包裹起来，直到他们前脑纤维连接完成？这个想法的前景颇具诱惑力，但是现在我们对青少年的好奇心、学习能力和勇气有了更多了解，在我们看来，对这种美妙的驱动力进行引导的收益要大于限制。孩子如果受到过度控制，就会开始失去自信，不再听从自己内心的声音。人一旦感到无法控制自己的生活，就可能在习得性无助中变得抑郁。习得性无助是一个著名的心理学过程。即使是拥有大量机会的青少年，如果没有控制感或感觉自己丧失了主动性，也会陷入悲伤和失望。身为父母，孩子的冒险行为可能会让我们心跳加速，但这其中蕴含着人类发展中的一股力量，年轻人需要这种力量去探索世界并成长起来。

通过各种方法和途径，让孩子自由冒险，并学会对自己的生活和决定负责。随着时间的推移，他们会逐渐展现出更加强大的能力（参见第 7 章和第 8 章）。犯错误本身就是实践探索的一部分，在这个过程中孩子逐步形成自主意识，学习新鲜事物。青少年特有的勇气和发散性思维能够为他们开辟属于自己的道路，做与父母不同的事。从进化的角度看，这种能力是我们人类能够脱颖而出的原因之一。

睡眠不足可能使决策更具风险。当青少年睡眠不足时，上层大脑与下层大脑之间的协作就会减少。这就意味着，由于监督区域不能发挥作用，奖励和冲动的影响甚至会被放大。脑部扫描显示的结果印证了我们的理论，睡眠少的青少年会承担更多风险，而且当睡眠不足时，前额叶皮层的活跃度更低，有关奖励的区域活跃度则更高。

睡眠让青少年成为行家

所有老师和父母都会对青少年学习新技能的速度感到惊叹，看着他们迅速成为小行家确实令人激动。希瑟的儿子在 11 岁时开始学习滑板，这对他的平衡能力、快速反应能力、运动协调技巧和勇气都是一个挑战。第二天，他就不情愿地带着满身的护具在街上全速滑行了；第三天，他开始在院子里搭起了迷你坡道进行滑行。他如果提前五年学习这种新技能，就要花费更多时间，而如果在成年后再学习这项技能则可能以失败（及受伤）告终。

智力发育附加策略

所谓的大脑“重塑”是什么意思？从婴儿期到儿童期、青春期再到成年期，大脑要经历许多变化，这其中包括以下几个方面。

- 脑细胞的增殖。
- 脑细胞相互连接并创建通路（或突触）。
- 让未使用的神经元或突触凋亡（“修剪”）。
- 使运行良好的通路更加快捷有效（髓鞘形成）。

脑细胞的增殖发生在子宫内。事实上，新生儿拥有 1 000 亿个脑细胞，这是一生中大脑最密集的阶段。婴儿在出生后，神经元之间开始形成连接或突触，其速度远超想象，约为每秒 100 万个突触。这些连接开始在大脑的细胞和区域之间建立交流，协调婴儿的思想和动作。这些突触保持着惊人的形成速度，并在儿童早期达到峰值。

同时，神经元和突触也会凋亡，我们称之为“修剪”。这种凋亡有助于大脑成为名副其实的“超级处理器”。人类婴儿进入任何环境，能够学习任何语言、行为和习俗。他们的大脑就像是现成的实验室，可以即刻启动，并且，婴儿在学习中很快就成了他们所在世界的行家。他们所使用的脑细胞和神经连接会被点亮并加强，而他们未使用的脑细胞和连接则会凋亡，这反过来又可以将能量输送给相关的运行良好的细胞和连接。

一开始，婴儿形成连接的速度较慢，这也正是婴儿反应较慢的原因所在，他们的动作不协调，看起来笨笨的，但却很可爱。为了专门提高连接的速度和效率，大脑会在连接的周围形成一个脂肪层，又称“髓磷脂”，以隔离脑细胞间的电脉冲，使大脑中的电脉冲沿着神经通路的方向传播。髓磷脂使整个大脑实现了强大和迅速的连接。在婴儿期，脑干（呼吸、心跳、睡眠等基本功能的控制区）几乎已完全髓鞘化，但大脑的其他部分却还未实现。

在青春期，大脑会加速“修剪”过程，特别是在额叶区。虽然听起来像是在做减法，但正是这一过程赋予了我们大脑独特的形式和功能。据估计，恒河猴在成年前的几年里，每秒钟会失去高达5 000个突触。最终，大约有一半的神经元和突触会被消除，这大多发生在额叶区。在修剪过程中，髓磷脂包覆在神经通路外侧，提高了传递速度。这个过程就如同一个小镇中许多坑坑洼洼的小道随着时间推移被建设成了连通各枢纽的大道和高速公路。你一定已经猜到，这种造价数十亿的华丽升级就发生在青少年的睡眠期间。

事实上，儿童和青少年大脑的睡眠记录随着年龄的增长，逐步显现出“修剪”这一独有的特征。“修剪”被认为发生在深度睡眠期间（非快速眼动阶段）。我们将在第3章中说明，儿童晚期和青春期早期会更加明显地出现较深的睡眠阶段，随后开始缓慢下降，从大脑的较低区域开始，最后在前额叶皮层结束。这表明大脑内细胞和连接在减少，这是“修剪”的结果。研究人员使用脑电图和大脑扫描对10~30岁人脑中的脑电活动进行了测量。研究结果表明，在20~30岁期间，大脑灰质（由脑细胞组成）活动开始显著减少，一直到大脑前端，并在25岁左右终结。

在整个童年、青春期，我们的大脑都在建立连接、“修剪”并形成髓鞘。大脑中负责情感、内驱力和动机的下部区域，在青春期早期就已经建立了连接。前额叶皮层位于前额正后方的大脑最前端，该区域负责反省、判断、自我控制、计划、情绪调节和自我意识等功能，在一个人二十几岁甚至三十几岁的时候会非常缓慢地修剪和强化。在青春期，额叶和前额叶皮质继续成熟，并加强与大脑其他部位的连接，这最终使大脑的系统更为完整，也增强了额叶与大脑情感区域的交流功能。

在青春期，神经环路已经做好了学习准备，具有极强的可塑性。它寻求奖励并受社会驱动，这会成为一个很棒的优势，但前提是要拥有一个健康的睡眠。随着额叶的成熟和与大脑其他部位连接的强化，我们可以对所有的新想法、新见解进行整合，能够更好地纵观全局。我们变得“更加聪明”，我们在经验中学习，可以更加全面地看待问题，然后再做出决定。在青春期这样一个动荡起伏的时期，保护睡眠至关重要。

青少年的学习速度为何如此之快？一部分原因是兴奋性连接（发出“开始”信号的脑突触）的数量要远多于抑制性连接（“停止!”）。当脑细胞一起“放电”时，对技能和信息的学习就会发生。脑细胞之间的连接会随着时间的推移而增强，这种方式被称为“长时程增强”。这些兴奋性连接和长时程增强使青少年成为学习能手。与儿童和成人相比，青少年的反应速度最快。在实验室研究中，青少年表现出了超强的记忆力（希瑟已经无法在“记忆”游戏中战胜儿子了，原因也在于此）。换言之，青少年的神经可塑性很高，这意味着他们的大脑已经做好了“重塑”和发育的准备。

在睡眠期间，大脑将白天所获得的信息进行分类、标记，并将其加工成为长期储存的信息。睡眠不足在很多方面都会影响学习效果，我们将在第5章中详细论述。动物研究表明，限制睡眠或破坏睡眠的完整性会减少神经再生，或减少新的脑细胞的成长和连接。例如，如果让只允许用一只眼睛看东西的小猫获得大量的深度睡眠，它就会恢复正常视力。

这种可塑性使青春期成为人生中实践和精进的黄金时期。如何有效管理时间真的很重要，因为投入使用的大脑环路会得到加强，未予使用的大脑环路则可能会被“修剪”掉。是选择提高你的三分球水平，还是提高每英里配速，抑或练习击剑动作，或者学习编程？不断练习并保持良好睡眠是你迈向成功的必胜法宝。

改善青少年的睡眠是保障他们心理健康、安全和学习的关键因素，然而每个夜晚，青少年都在错失这个构建大脑、平衡情绪和完善神经的绝妙机会。从心理健康优势、公共健康和安全影响的角度来看，良好的睡眠显然可以为青少年、家庭和社会带来巨大收益。简单说，它具有减轻压力，将潜在的暴力扼杀于无形，降低驾驶事故发生的概率等各种功效。在学校采用健康的作息时间表，推动学业平衡，在家中保护青少年睡眠，这些做法将为上述所有强大的大脑功能提供能量，为青少年成长提供支持，让他们可以看到一个充满安乐、希望与潜能的世界。

03 青少年睡眠：认识“风暴”

马克斯（Max）是一个善于思考、行为活跃的青少年，可就是怎么也无法入睡。尽管父母想尽方法提供帮助，但他还是经常熬夜——他的大脑飞速运转，身体感觉非常兴奋和紧张，根本无法放松下来。他试着听音乐，按照妈妈的建议在手机上安装了引导式冥想，并用爸爸买的手表追踪睡眠。尽管如此，当家里其他人都已进入梦乡，他的大脑却依旧活跃。父母担心他真的出了问题，入睡过晚、睡眠过少已经开始影响其情绪。在上学期间，他每天都很早起床，总感觉四周好像雾蒙蒙的。在周末，没有棍网球训练时，他会一直睡到中午 11 点。

到了暑假，马克斯参加了“酣睡训练营”。他把电脑、手机、健身追踪器还有其他小工具统统抛在身后，和兄弟姐妹们一起向森林进发。不过三个夜晚，这个以前不爱睡觉的“夜猫子”就在晚上 10 点安静地入睡了，睡得很长很深，身体得到了很好的恢复。第二天很轻松地就起床了，和大家一起进行了一整天的活动。为什么会这样？你可能会认为是马克斯在远离了学校和青少年日常生活的忙碌后，精神得到了短暂的休息。这仅仅只答对了一半。正确答案是，他的睡眠经历了生理和心理上的双重修正。马克斯经历了“古人类式睡眠”，即纯自然环境下的睡眠，没有高科技，没有光线，也没有现代生活的所有其他因素。他身体的内部时钟得到了重置，其睡眠系统也转化为古人类式睡眠系统。转化后，原有的睡眠系统几乎不费吹灰之力就实现了同步，马克斯也感觉松了一口气。本章我们将探讨这种情况发生的原因和产生机制。一旦你了解了这些自然的睡眠机制，你就会发现即使不去夏令营，你也可以利用这些理念，发挥出睡眠的强大能量。

黑云压城　风暴迫近

童年中期可以称得上是睡眠的“明媚春日”。6~10 岁的孩子对睡眠习惯的抵触情绪通常已经消退，噩梦频率也有所下降。大多数学龄儿童可以保持全天精神饱满，他们跑步、荡秋千、读书、吃饭，然后自然进入持久的深度睡眠。在这段时间里，良好的睡眠成为许多家庭的常态，所以父母也就不再像从前那样关注孩子的睡眠了。

到了青春期，孩子们所承受的压力开始增加，睡眠不足如阴云般笼罩着他们。一个甜蜜的睡眠阶段即将结束。

在中学阶段，大多数孩子的健康睡眠习惯都被打破。到了 15 岁左右，很多孩子难以拥有充足的睡眠。一项有关十年级学生的实验研究表明，在白天获得睡觉机会时，近一半人直接进入快速眼动睡眠，这是一种通常与发作性睡病（睡眠障碍）有关的症状。实验时间为上午八点半（可能是一般高中生进行微积分考试的时间），参加实验的孩子的平均入睡时间为 3.4 分钟。美国疾病控制与预防中心的一组数据显示，美国有 57% 的初中生没有达到建议的睡眠时间，而在高中，这一比例则上升到了 93%。

然而，人们并没有认识到问题的严重性。许多父母没有意识到自己孩子的睡眠有多么匮乏，也没有想过这会对青少年的身心健康造成怎样的伤害。一方面，睡觉时会分泌生长激素，肌肉和组织会得到修复，神经连接会得到完善和加强。深度睡眠会向身体的“战斗 / 逃跑”系统发送舒缓信号。健康睡眠会让身体产生神经化学物质，如多巴胺（奖励性化学物质）和去甲肾上腺素（类似于大脑的天然肾上腺素），这些物质为我们提供积极的能量。从另一个方面说，我们清醒时的应激激素含量较高，身体负担较大。当青少年睡眠不足时，大脑和身体的修复时间缩短，积极的神经化学物质分泌不足，健康天平向慢性压力一侧倾斜。大脑中前额叶皮层等有助于情绪调节的区域会变得反应迟钝。部分睡眠不足者的研究结果支持了这一观点，研究显示这些人会变得更加易怒，更容易出现情绪波动，也更加消极颓废。

有着“睡眠医学之父”之称的睡眠研究先驱威廉・德门特（William Dement）将睡眠（或睡眠不足）描述为“创造我们生活的情绪音乐”。当你睡眠好时，背景音乐就是积极欢快的，所以你会以幽默乐观的态度解读人们的行为和日常事件。当你睡眠不足时，情绪音乐就会变得沉重，你会突然对人们的动机产生怀疑，生活的色调也会变得更加消极阴郁。

在上一章中我们已经看到，研究表明失眠和心理健康状况恶化关系密切。最近英国的一项青少年研究发现，15 岁时睡眠较少的青少年在 17~20 岁时出现抑郁症和焦虑症症状的可能性更大。而抑郁症患者通常上床睡觉的时间更晚，夜晚醒来的次数更多，表示自己在白天感到非常困倦的比例也更高。我们都在讨论青少年的心理健康问题，但睡眠问题是这个对话中被忽视的一环。若要有效解决青少年的心理健康问题，就必须解决好睡眠问题，这一点不可回避。

在本书第一部分的各个章节中，我们将探讨青少年睡眠水平何以如此飞速下降。这将会引导我们找到改善的切入点，帮助青少年打通影响其身心健康的重要环节。其中很重要的一点，就是要理解青少年睡眠不足是受到了多重因素的影响，这些因素在青春期交汇在一起，互相作用而被放大。本章我们将着眼于身体的生物学因素。事实证明，青少年拥有独特的大脑时钟，并以此形成了一个有别于儿童和成年人的昼夜节律。这就决定了青少年会有“夜猫子”的倾向，这种倾向自然而然地、生物性地推迟了他们一天（24小时）的时间节点。在第4章和第5章，我们将放眼外部因素，如科技无孔不入，上课时间过早，学业负担过重。这些外部因素肆意横行，并与上述的体内生物学因素兵合一处，内外夹攻。知名睡眠研究者玛丽·卡斯克敦（Mary Carskadon）将这场内外部因素共同造就的危机称为“完美风暴”。若要使青少年重获睡眠健康，就要理解这场“风暴”是如何形成的。

青少年睡眠的神奇力量

你是否记得，十几岁时的你可以一直熬到凌晨，然后沉睡一上午，阳光照进窗子，窗外是邻居家的犬吠声，家人们则在厨房里演奏锅碗瓢盆交响曲。很多青少年在午夜之前完全不想上床睡觉，而在清晨，即使是有消防演习，他们也不会被惊醒。

青少年为什么会发生这样的夜间转变？可能我们曾一度认为这是出于叛逆和懒惰，但事实并非如此。答案要从青少年睡眠时间的一个有趣变化说起，这是一种神经系统变化，它使青少年的睡眠节律要晚于我们其他人。

20世纪70年代，斯坦福大学的玛丽·卡斯克敦和威廉·德门特的研究为我们逐步揭开了青少年睡眠模式的神秘面纱。为了调查青少年时期的睡眠变化情况，研究人员创建了“斯坦福睡眠营”，并开展了一项为期数年的研究。最早的研究对象是一组10~12岁的青少年，研究人员在白天组织他们参与露营类活动，并在晚上评测他们的睡眠。这些孩子每年夏天在露营结束后就重返学校。

研究如此持续了数年，研究者对孩子们青少年时期的睡眠发展情况进行了纵向观察。他们原本以为，孩子们的睡眠会随着年龄增长而自然减少。但让他们感到惊讶的是，情况绝非如此。研究初期，研究人员为 10~12 岁的孩子分配了 10 小时的睡眠时间，这些孩子的平均睡眠时间为 9.25 小时。但他们在之后每年回到睡眠营时还会保持原有的睡眠时间。不仅如此，他们在年龄较小时，往往会在睡 9~10 个小时之后自然醒来，并在白天的测试中表现得非常敏锐。看到这些孩子在长大几岁后，依然能睡这么久，我们确实感到惊讶。并且从数据来看，即使睡了这么久，他们似乎还是比年龄更小的研究对象更加困倦。

德门特博士写到，这些青少年非常敏锐，休息得很好，这是他们从早年的睡眠营中得到的第一收获。他形容他们“像小狗一样，精力充沛；他们晚上睡 10 小时左右”。实验室研究发现，年龄较大的青少年在白天的困意更重，卡斯克敦和德门特由此认为，青少年可能需要比年龄较小的孩子多睡 1 个小时左右。后来，他们修正了自己的想法，认为导致嗜睡的原因是年龄较大的青少年身上背负的“睡眠债”（尽管根据实验要求，他们要在实验评估开始的前一周保证每晚睡 10 个小时），以及我们将稍后探讨的发育的力量——青少年的睡眠时钟会自然出现的时间转变。

无论怎样，青少年在每个年龄段的平均睡眠时间是每晚 9.25 小时。在这些经典研究之后，又有更多研究支持了青少年的睡眠需求，即整个青少年时期，平均每晚需要睡 9~10 个小时。

这种对睡眠的巨大渴望和需求震惊了科研人员和父母。研究人员已经在实验室研究中看到了青少年身体在条件允许时想要的睡眠时间。后来卡斯克敦又在实验室中对青少年睡眠进行了一项为期 3 晚的研究，青少年被允许睡 18 个小时。结果显示，他们在第一晚平均睡眠时长为 12.5 小时（青少年弥补睡眠不足的又一个证明），而到了第三个夜晚，他们的平均睡眠时长是 10.1 个小时。大部分父母告诉我们，他们也对青少年的睡眠能力感到敬畏。最近，有位父亲开玩笑说，他家的两个小伙子就像猫一样，出来吃吃东西，然后就又消失，躺在床上睡觉去了。在节假日，希瑟家的小家伙经常能睡上 11 个小时，还需要人催促才能起床。而朱莉的儿子尽管已经成年，但年轻的他仍然可以在夜里睡上 10 个小时。如果可以听从自己身体的愿望，许多 16 岁孩子甚至会比自己在 10 岁时睡得更久。

如果你对此感到吃惊不已，那么不妨想想它的合理程度。我们已经了解，青少年大脑和身体经历着巨大转变，而大脑的这种转变大多发生在睡眠期间。你是否还记得，你曾费尽心思让宝宝按计划睡觉，或者曾精心设计了一个入睡程序，帮助蹒跚学步的孩子在过度亢奋和疲劳之后放松？我们精心照顾着小家伙的睡眠，因为我们知道他们的大脑正在进行爆炸式发育。青春期也是如此。与早期的大规模爆炸式发育类似，青春期的相关变化和大脑重组意味着青少年时期睡眠的重要性更突出。与此同时，根据最新估计，上学期间的青少年平均每晚损失 2 个小时睡眠。

睡眠水平下降

20 世纪 90 年代的一项研究发现，初高中学生的平均每晚睡眠时间为 7.53 小时，低于最佳睡眠时间，但接近充足水平。到了 2006 年，该数据又减少了 30 分钟。一项涵盖 27 万名初高中学生的分析发现，在 1996–2012 年间，每晚睡眠不足 7 小时的学生比例激增，其中15岁孩子的睡眠时间下降得最多。到了十二年级，孩子上学期间平均每晚的睡眠时间为6.5小时。一项2020年的调查显示，在新冠疫情期间，高中高年级学生的平均每晚的睡眠时长为6.4小时。

不过，这种睡眠水平的下降似乎覆盖了所有年龄段。数据表明，当下儿童每晚的睡眠时间整体要比20世纪要少1.5小时。在20世纪40年代，盖洛普民意调查数据显示，美国成年人平均每晚睡眠接近8小时。现在，这个数据是6.8小时。从事睡眠研究的罗伯特·斯蒂克戈尔德（Robert Stickgold）曾告诉《哈佛杂志》(*Harvard Magazine*)："我们正生活在有史以来最大的睡眠剥夺实验中，我们都是小白鼠。"

解码青少年睡眠时钟

现在，我们已经知道青少年在条件允许的情况下拥有着非凡的睡眠能力。但是，尽管青少年对睡眠存在着如此巨大的生理渴求，与他们的弟弟妹妹和一般父母相比，他们还是具有天然的熬夜倾向。在升入初中或高中后，孩子们的上床时间从晚上9点变为晚上11点甚至午夜，有些人的熬夜时间还要长得多。最近，一位四个孩子的母亲告诉我们，在周末和假期，她最大的孩子会进入"吸血鬼模式"：从凌晨3点睡到下午3点。在新冠疫情期间，我们听说有些孩子会一直熬到第二天凌晨，几个小时后，他们就在床上半梦半醒地签到上网课。

昼夜节律和睡眠相位延迟：青少年大脑具有自己的运行节奏

这种熬夜倾向实则源于青少年生物钟的转变。为了解这种转变及其对青少年的影响机制，让我们先来看一看睡眠是如何产生的。所有人的睡眠都受到两个过程的控制：昼夜节律和自我平衡的睡眠驱动力。对这两个过程的理解很重要，因为他们在青少年时期都会发生变化。

昼夜节律是人体的生物计时器，拥有一套基因和化学系统，像时钟一样不停地自行运转，让我们知道现在是一天中的什么时候。昼夜节律是由一对位于大脑下丘脑区域的神经元簇调节的，这对神经元簇被称为“视交叉上核”。这些簇集的脑细胞发挥着主时钟的作用，可以产生 24 小时的周期。视交叉上核向全身所有其他细胞和器官发送信号，协调我们体内的系统时间。心脏细胞有自己的时钟，肝细胞有自己的时钟，其他细胞也有各自的时钟。主时钟使体内其他组织中的多个时钟同步。消化系统的时钟知道我们在一个固定的时间段进食，所以我们的肚子就会饿得咕咕叫，而我们神经系统的时钟知道我们什么时候需要能量，什么时候需要歇一歇。这些时钟会影响我们何时疲倦、何时警觉、何时有创造力、何时饥饿，还会影响我们的体温、新陈代谢和其他生理过程。

当大脑时钟知道夜晚来临时，大脑就会分泌褪黑素，发出信号来预告睡眠即将到来，让我们放松下来，产生睡意，并交由睡眠接管。在生物钟接近清晨时，大脑发出信号告诉我们：“天亮了！”于是褪黑素水平下降，皮质醇和其他激活性激素水平上升。我们变得敏锐高效，并做好准备享受这一天。

低龄孩子的昼夜节律，即他们的内部时钟，告诉他们要早睡早起。大多数小孩子可以在晚上 8 点入睡，并在早上 6 点左右睡醒，准备玩耍。然而，进入青春期后，孩子会经历一个自然的转变，就是生物学时间会变晚。这并不只是一种偏好，在化学层面也发生了变化。测量青少年褪黑素水平的研究发现，他们的褪黑素水平升高的时间节点要比年龄更小的孩子晚 2 个小时，这使得他们的自然入睡时间和自然觉醒时间也要推后 2 个小时。这种节律延后的现象被称为“睡眠相位延迟”。睡眠相位延迟与青春期的开始有关，这表明与青春期有关的神经和化学变化中的某些物质触发了主时钟的延迟。从化学的角度来看，青少年的生物学夜晚时间被推后。这是理解如何支持青少年睡眠的关键：大脑告诉他们要比更小的孩子和成年人更晚入睡，更晚觉醒。由于待办事项很多，大多数孩子无法及早入睡，也就无法在夜晚获得 8~10 小时的规律睡眠。而高中每天 7:45 或 8:00 上课就是在联手剥夺青少年的睡眠。

关于青少年的睡眠时钟，父母这样说

· 埃默森（Emerson）入睡所需的时间变长了，到了早上我又要把他从深睡中拽起来。我发现他最近需要的睡眠增加了。我猜想，长出这些胡须毛发可能把他累坏了。

· 要么是哈里·斯泰尔斯（Harry Styles）* 发布了新视频，要么是她需要上学或训练，不然只要我们不去叫她，阿娃（Ava）就会一直睡。

· 如果我不在 7:30 叫醒库珀（Cooper），他可以睡一整天。就算我们把他叫醒，他也不过就是一个会走路、会哼唧的“僵尸”。

* 英国男歌手、演员，演唱团体单向组合成员。 ——编者注

·到了夏天，赖斯（Raiss）开始睡得很晚，都是到了午夜或午夜之后才睡，然后他会在中午或下午 1 点左右醒来。我们无法改变他的睡眠模式以拯救我们的生活。现在开学了，他晚上 11 点左右入睡，然后早上为了叫他起床，我们恨不得在他的房间里放一个炸弹。

这种睡眠相位延迟意味着一个 8 岁的孩子可能会在晚上 8 点前困意满满，准备入睡，但由于生理因素，一个青少年却只能一直到晚上 10 点左右或更晚才能入睡。这种时间节点的后移也意味着青少年在生理上并未做好准备，他们的起床时间要比 8 岁的孩子更晚。所有父母都知道，小孩子更愿意早起，他们在早上 6 点或更早的时候就已经想要搭乐高和侧手翻了。事实上，孩子越小，就越愿意更早地开始新的一天。但当孩子步入青少年后，曾经的晨间“体操时间”变成了生理上的夜晚“安睡时间”。事实上，在本章节的后续内容中，我们将看到，对青少年而言，清晨时间包含了紧张而有价值的睡眠阶段，其中包括重要的做梦时间。这也就解释了为什么即使消防车呼啸着经过家门口，青少年也依旧可以安睡。在青少年的睡眠时钟里，清晨 6 点仍然是夜晚。

昼夜节律

自从地球诞生以来，太阳每天都在升起和落下。几乎所有的生命形式都适应了这些日夜交替的节律。昼夜节律（circadian），这个词源于拉丁文“circa”（意为“大约”）和“diem”（意为“一天”）。它帮助生物协调所有复杂的生物系统时间，并预测生命体在一天不同时间里的各项需求。蜜蜂利用内部时钟确定他们的采花时间。花朵本身也利用内部时钟“记住”何时让花瓣开放，甚至还会记住何时释放出最强烈的气味。

人类的内部时钟比较稳定。但它并未精确地设定在24个小时之内。经测量，青少年和成年人的平均内部周期为24.2小时。这意味着，如果失去太阳的信号，人体内部时钟的周期将略长于自然日。如果任其发展，青少年内部时钟很快就会与现实脱轨，昼夜颠倒。幸好我们有太阳，还有吃早餐、和家人聊天、体验黑暗和温度变化等信号，确保我们的内部时钟保持正常。这些不断的提醒和修正被称为“牵引”，是使内部时钟与外部世界保持同步的影响因素。我们的内部时钟需要不断被提醒，这听上去可能有些奇怪，也有些麻烦，但这实际上是件好事。随着季节的更替，日出日落的时间和夜晚的长度也会发生变化，而提醒机制的存在意味着我们可以随着这些变化调整自己的内部时钟。也正因如此，在我们去其他时区旅行时，只需要几天就能够适应当地时间。

然而，我们现代人却滥用了这种内在的适应能力。我们的昼夜节律不再随着季节的变化而有轻微波动。相反，我们违背了自然规律，在不恰当的时间用强大的光信号和活动信号击溃了我们的昼夜节律。这些力量颠覆了我们体内精密调节的自然系统。我们可以用明亮的居家灯光、电脑、社交媒体和电子游戏轻易地骗过自己的内部时钟并熬至深夜。事实上，这种深夜的灯光和活动会导致我们的应激激素激增。

当我们熬夜时，大脑会天真地设法帮助我们，或许是它断定我们一定是遇到了危险。（否则为什么我们会在半夜处于觉醒状态？）这会使身体发出焦虑信号，产生更多的肾上腺素，使我们保持觉醒，并可能导致失眠症出现。

一般来说，现代人在白天接触到的阳光要比当年人类大脑开始进化时要少，晚上接触的黑暗也不如那时多。我们不难看出控制我们睡眠的大脑是如何变得混乱的。这就是为什么我们的“问题少年”马克斯在想要睡觉时依然会很敏感，很兴奋。但当他去露营后，阳光和黑暗让他与自身的睡眠系统实现了同步。

我们的大脑拥有一个被称为“网状激活系统”的警报功能，它位于脑干深处，投射遍布大脑的各个区域。当我们睡眠充足，作息时间有规律时，激活系统会触发多巴胺等神经化学物质的分泌，为大脑注入积极的能量和动力。当这个激活系统运转不灵，或因睡眠过少或昼夜节律混乱而受到抑制时，其结果是欲望和积极性下降，丧失对生活的热情。

维持昼夜节律是健康的重要一环，2017 年三位科学家因为发现调控昼夜节律的分子机制而获得诺贝尔生理学或医学奖。

对早晨和夜晚的作息偏好被称为我们的“时间类型”，或者你可能听过另一种说法——“早起鸟”和“夜猫子”。大多数青少年都明确地转向了偏爱夜晚的时间类型，即“夜猫子”。这一类型的青少年和父母告诉我们，他们几乎没怎么想过会在晚上 11 点之前入睡，到了早上又很难醒来。一小部分人似乎保持着早起的倾向。我们的朋友有一个 16 岁的孩子，他可以在晚上 10 点入睡，并且很早就能醒来上学。这些青少年在成年后，往往也会同样喜欢早起的作息。大多数青少年从 12 岁开始出现对夜晚的偏好，女孩在 19.5 岁达到高峰，男孩在 21 岁达到高峰。到了 20~30 岁之间，我们的作息偏好又重新向早晨倾斜。这种作息倾向在世界各地的文化中都有体现。事实上，研究人员还测量了其他哺乳动物在性成熟期间的睡眠相位延迟，研究结果支持了青少年睡眠延迟的生物学本质。例如，恒河猴、狨猴和小鼠在青春期前后都出现了内部时钟的延迟。

现代环境如何对青少年睡眠进行剥夺

既然如此，我们是否可以说，玩游戏或与朋友视频聊天到凌晨就是自然而然的事情？如果这是青少年大脑时钟所决定的，我们是否应该任由他们这么做？别急，睡眠相位的延迟自然会在一定程度上推迟青少年的睡眠时间，但灯光、科技、学校和社会因素会加剧这种自然延迟，导致延迟的时间增加，从而把睡眠时间推向了自然与健康的对立面。周遭环境不断利用并加剧睡眠相位延迟，让青少年在过了自然入睡时间之后，还能长时间保持清醒。为了实现“古人类式睡眠”，我们必须放下 VR 头盔和游戏手柄，让自己远离手机。我们将在第 6 章中进行讨论，在睡前 1 小时可采取哪些重要措施以拉开睡眠序幕。一般来说，晚间的光线照射会让大脑相信现在还是白天，并会推迟睡意。

光线抑制了褪黑素等化学物质的释放，这些化学物质对睡眠具有诱导作用。我们要记住，我们的眼睛和大脑可以对阳光做出反应，使我们知道现在是白天，要警觉和敏锐起来。这是我们在几十万年的进化中获得的能力。但如今，电脑屏幕、手机，甚至室内灯光也可以发出类似的信号。所有这些光源，以及社交媒体、游戏、与朋友视频聊天等精神刺激，都会提高觉醒度并抑制睡眠的化学反应。我们将在第 4 章专门研究电子屏幕和睡眠问题的关联。

更为糟糕的是，研究表明青少年对晚间光线的敏感度更高，因此很容易推迟入睡时间。11~14 岁的青少年对晚间的光线异常敏感。事实上，现已证明低年龄段青少年的褪黑素被抑制在了一个超低水平，即便晚间光线相对较弱时，褪黑素的水平也鲜有提高。这意味着青少年的昼夜节律可能非常容易受到欺骗，平板电脑明亮的屏幕和有趣的电子游戏都能做到这一点。在这种情况下，孩子们自然也不会觉得困倦。即便他们爬上了床，可能也会躺在那里，翻来覆去，难以入睡。这在很大程度上解释了为什么近年来青少年睡眠水平出现了惊人的下降，因为我们家里各种陈设和设备中出现了越来越多的光源。

另一方面，清晨的阳光本身具有“前置”作用，将我们的昼夜节律“前置”，让我们的作息时间提前，使我们在晚上更早地入睡。这些“延迟”和“前置”的影响对青少年及其父母来说具有重要的启示作用。青少年需要减少晚间光线，增加清晨光线（阳光无疑是最好的），以保持与其大脑的时钟同步。否则，睡眠的延迟就会使身体成为一辆失控的列车。清晨的阳光让列车行驶在正常的轨道上，不断催促并向内部时钟发出“出发”的提示信号，使其与学校规定的作息时间更加同步，并在一定程度上抵消延迟趋势。神奇的是，清晨的阳光会在大脑中触发一个定时器，为 15 个小时之后的睡眠做好准备。你可能会感到惊讶，但这是真实存在的，清晨的阳光会让人在想睡时更易入睡。我们眼睛中调节昼夜节律的细胞对太阳的反应最佳，所以在家里开灯的影响就不会有那么强烈。孩子醒来后，应该在外面待上一小段时间。如果阳光充足，早上在室外晒太阳 5~10 分钟就足够了，其他光照不充足地区可能需要更多时间才能达到相同效果。当然，透过云层遮挡的阳光还是要比室内灯光更为强劲。冬季里白昼时间比较短，这种做法就不太容易实现。在孩子觉醒时，可能天都还没亮，特别是如果学校上课很早，高纬度地区则难度更大。遇到这种情况，可能需要推迟上课时间，在室外上第一节课，并设计一个仿太阳光的光源。

对青少年来说，一个好方法是在室外吃早餐，尽可能步行上学，在室外上第一节课（向学校建议），周末在上午10点前去室外静坐、散步或跑步。上午过后，昼夜节律进入下一阶段，光线不再导致时钟前置。如果一个青少年的常规起床时间是早上7点，那么在此后的几个小时里，内部时钟会对上午的阳光做出反应，但中午出门可能不会有太大帮助。在晚间，减少家中灯光，关闭电脑，收起手机，这是让褪黑素自然增加的关键，褪黑素的增加会让身体更易入睡。

露营研究展现自然睡眠潜力

想一想我们的祖先，他们伴随着阳光和鸟鸣声起床，在白天打猎觅食，当黑夜降临，气温下降，他们就自然感到困倦。我们经历了细胞水平的进化，从昼夜和季节更替模式中获取线索。虽然我们仍在使用着与祖先们相同的生物系统，但却丧失了曾帮助先人睡眠的自然线索：我们一天中的大部分时间都在人造灯光下活动，这些灯光的强度、颜色和角度与太阳迥异，而且在本应归于黑暗的夜间，这些灯光却一直亮着。所有这些所谓的现代文明的信号搅乱了这种“白天—黑夜”循环的精确时间节奏。

科罗拉多大学博尔德分校研究员肯尼思·赖特（Kenneth Wright）进行了一系列露营实验，并在实验中研究了身体在回归自然后的反应。在其中一项研究中，参与者在不使用任何照明设备和个人电子设备的情况下度过了一个夏日周末。除了自然界的太阳、星光、月光和篝火之外，没有任何光源。

在这次短暂的自然之旅后，露营者们从营地返回。随后研究人员对他们的唾液进行了测试，褪黑素含量的上升时间比离开家里之前提前了 1.4 小时。在另一个实验中，露营者们在冬至期间外出一周，这是一年中夜晚最长的时间，对照组则留在家中。在大自然中的这几天里，他们也体验了没有人工照明的漫漫长夜。露营者们的褪黑素变化时间提前了 2.6 小时，与太阳落山的时间更加接近。在白天，这些冬令营组员得到的光照是对照组（他们在家中主要接受人工照明）的 13 倍，在夜晚他们平均每晚睡眠时间为 10 个小时，比居家的对照组多出 2.3 小时。有趣的是，夏冬两季的露营者睡眠或多或少都契合日落和日出。这表明，随着白天长度和温度的变化，人类会主动切换到适应季节性的睡眠模式。这一点是研究昼夜节律的生物学家霍拉西奥·德·拉·伊格莱西亚（Horacio de la Iglesia）在阿根廷发现的。当时他们测量了阿根廷历史上两个以狩猎为生的土著群体的睡眠，这两个群体一个能够用电，另一个则不能。有电群体的平均睡眠时间少于只有自然光源的群体，但这两个群体的冬季睡眠时间都要长于夏季。其他物种也会表现出这种季节的适应性：在冬季，仓鼠和绵羊的褪黑素维持在高水平的时间要长于夏季。人类也很有可能存在这种自然机制，可以在较阴冷的冬季吸收更多睡眠。但现代的生活方式和人工照明使我们错失了这种适应性。

睡眠驱动：为什么你都已经睡了，孩子却依然元气满满

睡眠的两个基本过程，除了昼夜节律的作用过程，第二个过程是自我平衡的睡眠驱动。睡眠驱动的概念很简单：我们觉醒状态的时间越长，睡眠的压力就越大。在整个白天当中，睡眠的压力持续增加，一直到我们睡觉之

前，压力达到最大。这种压力与一种叫做腺嘌呤核苷的化学物质的累积有关，它是能量（三磷酸腺苷，ATP）燃烧的副产物。一天结束时，高浓度的腺嘌呤核苷会使睡眠变得无法抗拒。如果我们前一天睡眠不足，这个临界时间还会提前。在睡眠状态下，腺嘌呤核苷会被清除，压力慢慢消解，直至清晨。如果只有睡眠驱动力的单方面作用，我们会随着时间的推移逐渐疲惫，直到被睡眠的压力压垮。幸好，昼夜节律的存在规避了这种情况的发生。它会在一天的晚些时候向我们发出提示信号，让我们实现最后的能量爆发，帮助我们在夜晚保持清醒。这就是为什么我们经常在午后昏昏欲睡，但到了晚餐之前又精神十足，一直到睡前都能保持清醒。内部时钟会在睡前撤销晚间的提示信号，这样我们的身体就会被睡眠压力接管，我们也就能获得整晚睡眠。当睡眠驱动和昼夜节律一致时，人们会睡得很好，当二者错位，睡眠和敏锐度都会受到影响。

我们知道，青少年的睡眠节律有所延迟。但在青春期，自我平衡的睡眠压力系统也发生了显著的变化，睡眠压力在一天中的累积速度减缓，这使得青少年要比我们其他人更容易保持长时间清醒。对于幼儿来说，睡眠压力积聚的速度很快，因此他们需要小睡，一白天不睡的小孩子会早早就寝。青少年则不同，缓慢的睡眠压力累积配合睡眠相位延迟意味着青少年可能会在晚上 9 点再度兴奋，这使他们拥有敏锐的感觉和保持清醒的欲望，获得了学习能力，并积攒了进行社交或技术活动的新能量。

青少年常常对我们说，他们就是无法按时入睡。这往往与社会时差有关（我们很快就会讨论这个问题），但是，综合考虑生物学因素和学校制度、社会生活、工作、灯光、科技等外在因素的刺激和影响，如何让青少年安然入睡变得非常棘手。让青少年卷入这场“风暴”非常具有诱惑性，但想一想睡眠不佳的不良后果，这反而让我们敲响警钟，要采取特别的预防措施来管理夜晚光线，控制电子屏幕的使用，以及应对繁重的家庭作业（这些作业也经常在电子屏幕上完成），还要延迟上课时间，形成一个更早的规律化的就寝时间，帮助孩子在室外开始一天的生活。我们在后面的章节中还会介绍更多家庭和学校可以帮助孩子建立的健康睡眠习惯。

前置睡眠的实用校务经验

太阳的自然强光在很大程度上是使我们的昼夜节律保持和谐和同步的原因。应该让阳光尽可能射进教室，对作息时间进行调整也可以借助晨间阳光，让大自然的力量帮助孩子在日间保持敏锐，调节他们的内部时钟。学生们应当在室外开启一天的学习，进行体育或其他形式的活动，以按下内部时钟的“启动键”。在条件允许的情况下，应尽可能多地在室外安排休息或课堂活动。在室外的餐桌上吃早餐，在室外进行课堂讨论或写作练习，特别是上午，要尽可能多地进行室外活动。这将有助于学生在课堂上保持敏锐，并在夜晚更加容易入睡。当孩子们早上直接进入隔绝阳光的大楼时，他们就错失了这些有益的生物信号，内部时钟依然未被同步。

前置睡眠的实用立法经验：永久标准时间

目前，美国国会正在考虑通过一项法案，在全美实行永久夏令时。这对消除时间变更和每年两次时钟切换带来的负面健康影响确实具有重大意义。人类的“出厂设置”是慢慢适应更替的季节，而不是人为地突然进行时钟转换。

然而，科学家们已明确表示，我们应该永久性地改用标准时间（即“正常时间”），弃用夏令时。标准时间是一种更为自然的节奏，更符合生物学上的昼夜节律。这对青少年而言非常重要。夏令时的人为延迟意味着早晨会变得冗长而黑暗，这并不利于健康，因为大脑和身体没有在晨间接受阳光。以西雅图为例，研究昼夜节律的生物学家指出，对于一个在冬季里感到抑郁的青少年来说，夏令时可能会对他带来毁灭性的影响。

社会时差：
青少年体内的一场拔河比赛

青少年的睡眠时间被生物性地推后了，但初高中学校却没有收到这份“备忘录”（或者学校可能已经收到，但又将其束之高阁，不予理睬）。具有讽刺意味的是，许多高中的上课时间要比小学更早，这给青少年大脑带来了严重影响，致使青少年的“睡眠债”在一周之内大量累积。这种做法也导致了社会时差的出现。社会时差是指昼夜节律时钟和社会时钟之间的差异。上学时的起床、上课、考试和吃饭时间相对内部时钟而言都不够合适。大脑发出这样的信号：“现在还是晚上，你为什么要吃早餐！”“现在应该在快速眼动睡眠，为什么要让我做数学题！”这感觉就和飞行时差类似：我们坐飞机到达另一个时区后，几天之内都会在“错误”的时间感到饥饿、疲惫或兴奋，总体感觉也不是很舒服。所有受内部时钟控制的生理过程，包括激素分泌的时间节点，以及心脏、肝脏和其他器官的运行都难以同步，并会产生使我们感到不适的应激反应。

在周末，许多青少年回归到更晚的作息时间，这对他们的身体来说可能更自然，他们也在尝试着找回一周内丢掉的睡眠。一个十几岁的孩子每晚需要睡 9 个小时，如果每天只能睡 7 个小时，那么到了周末，他的“睡眠债”就会累积长达 10 个小时。不难理解，到了周末，孩子听从自己身体时钟的召唤，睡得更晚更久——每个周末上午平均补睡 2 个小时（将平均 6 个小时的“睡眠债”攒到下一周）。但是，这种做法会使得他在周日晚上特别难以入睡。到了周一清晨，他很难保持清醒和敏锐。内部时钟再次被扰乱并艰难地重新调整。孩子们就好像每周乘两次飞机横跨美国，为了试图跟上社会时差，他们的生理机能不断承受着压力。在第 5 章中，我们将详细说明造成社会时差的主要原因是学校的上课时间过早。事实上，研究表明哪怕将上学时间延后 1 个小时，也能减少社会时差，提高学生的健康度和幸福感。

社会时差的症状

· 日间疲劳。

· 体重增加（长时间）。

· 难以集中注意力 / 无法有效工作。

· 消化不良。

- 情绪不稳定。
- 总体感觉不适。
- 出现慢性疾病。
- 失眠症（具有一定讽刺意味）。

我们无法完全找回丢掉的睡眠。睡眠不像银行账户，我们在获得账户后就可以直接把钱转到账户中，但是睡眠不足时，身体会持续受损，这一过程并不可逆。不过，我们可以体验到“反弹睡眠”——在经历一晚低质量睡眠后会睡得更深更多，所以我们的体内确实存在着某种补偿机制，可以让我们在睡眠不足时摄入更多睡眠。终于能好好睡上一觉的感觉确实很神奇，但总体说来，社会时差的存在使得补睡的想法并不十分有效。

时差会导致身体的不同步，并产生严重后果。大型流行病学研究表明，社会时差与身体质量指数（BMI）的增加之间存在联系，它增加了糖尿病、心脏病等诸多慢性疾病发生的风险。不仅如此，抑郁症和双相情感障碍等心理疾病也与日常节律的紊乱有关。这种时钟中断的影响已经在动物研究中有所体现。例如，当强制小鼠按照一个与主时钟不同步的时间表进行活动时（如将它们的一天从 24 小时变成 22 小时），它们会表现出典型的抑郁症症状。对比以 24 小时为周期的小鼠，以 22 小时为周期的小鼠体重过度增加，激素分泌紊乱，大脑前额叶皮层神经元减少。

各年龄段群体的活力都依赖规律，因为我们的大脑和身体总是在进行协调工作，我们的细胞、组织、器官和系统组成了一个复杂的“管弦乐队”，这个乐队就是大脑和身体所要协调的对象。试想一下，一个乐队在演奏时，弦乐进拍过晚，管乐收拍过早，打击乐在最后才响起。如此演奏出的音乐，其听感就会很差，更像是噪音，而非交响乐了。同理，身体的基因和化学物质都在试图协调工作，但这有赖于规律的觉醒、光照、饮食、运动、社交时间和睡眠。

对于健康的年轻志愿者来说，即使是几天的睡眠匮乏或昼夜节律失调也会导致食欲不振和热量摄入增加，炎症标志物、血压和晚间皮质醇水平升高，还会导致胰岛素和血糖水平升高。

最佳睡眠 vs 充足睡眠

青少年风险行为调查数据一再表明，每晚睡眠不足8小时的青少年吸食香烟、大麻或酒精的风险更高；他们性行为活跃，容易感到悲伤或无望，严重者甚至存在自杀意图；他们打架，不爱运动，喜欢碳酸饮料，面对电子屏幕的时间更久。睡眠不好也会导致注意缺陷障碍发生概率的增加。其实父母所关注的各类与孩子相关的问题，大大小小都与睡眠有关，这就是睡眠的力量。

跟成年人一样，青少年对睡眠的需求也各不相同——有些人需要的睡眠少一些，有些人需要的多一些。青少年对睡眠的需求也可能出现起伏。研究和临床经验表明，大多数青少年的最佳睡眠时间是每晚9~10小时，而每晚8~8.5小时则可能是充足睡眠时间。

青少年正在错失梦境

睡眠不足的青少年每周都会攒下至少10小时的“睡眠债”，缺失的时间正是大脑进行构建的时间。这到底会对他们的健康和幸福产生什么样的影响，我们目前还并不完全了解。但是，我们看到的可能只是冰山一角。熬夜、早起上学及社会时差导致青少年睡眠时间严重减少，许多行为变化相伴而生，如情绪化、冷漠、思想和感受消极、人际关系不和谐。这些行为变化被我们看成是青少年问题，但其实这并非巧合。

让我们想象一下，如果让一个十几岁的孩子获得超棒的最佳睡眠：大多数人会睡9个小时左右，从晚上10点或11点左右开始。在一整夜中分泌生长激素使身体得到修复、生长和增强，同时大脑筛选、转移和储存记忆，清除毒素，修复肌肉，平衡情绪。清晨醒来，睡眠的所有工作都已高质量完成。孩子们带着饱满的状态开始新的一天，做好准备迎接学习和挑战，并且还能以积极向上的心态看待世界。如此一来，我们的孩子就像一群睡眠时间延长到10小时的斯坦福大学游泳运动员，他们感觉情绪高涨，精力更加充沛，反应速度更快，冲刺时间更短，如果你看过夏季奥运会，你就会知道零点几秒有多重要。

那么，当闹钟在青少年做好起床准备之前提前2个小时响起，会发生什么呢？若想知道答案，我们不妨看一看，睡眠是如何在夜晚自然展开的。当夜晚开始时，我们的睡眠主要是非快速眼动睡眠阶段，或者是深睡眠。随着夜渐深，非快速眼动减少，我们的快速眼动睡眠或梦眠的比例增加。在清晨，我们的深度睡眠较少，睡眠开始被梦境主宰。

如果青少年从午夜一直睡到清晨六点半，他们的夜间总睡眠时间会损失大约四分之一。而这样截断晨间睡眠意味着他们会错失半数的快速眼动睡眠和大部分的梦境，因为清晨的梦眠比例通常较高。

我们并不完全清楚经常错失快速眼动睡眠的后果，但我们有理由认为这会对青少年的学习和心理健康造成极大伤害。或许是因为的联想在快速眼动期毫无章法，无拘无束，这一阶段的睡眠有益于创造力的发展，使我们能够理解复杂问题并提出新的解决方案。梦眠对情绪健康也极为重要。在快速眼动期，大脑的情感和记忆中心（如杏仁核和海马体）都很活跃，梦眠的部分作用似乎是对我们白天的经历进行回顾和处理。梦眠绝非仅仅是大脑的娱乐或休息，而是在帮助我们梳理和处理生活中的事件。已经有研究表明，当缺乏快速眼动睡眠时，人们就开始失去情绪判断标准，对面部表情的识别及他人感受的解读将会失准。缺乏快速眼动睡眠的人更有可能会产生威胁感，并错误地产生基于恐惧的回应。我们如果希望青少年能够感受到正能量和希望，就应该认真对待这样一个状况：他们每天早上都会因被迫过早起床而损失几个小时的情绪处理时间。许多青少年在早上很容易入睡，实验室中的测量结果也显示，很多人都会进入快速眼动睡眠，就像是发作性睡病（一种睡眠障碍）的症状。这是青少年大脑在挽回他们所错失的梦境。

睡眠的不同阶段：“睡眠架构”

从某种意义上说，睡眠和觉醒同样是一种活跃的状态。睡眠的每个阶段都发挥着独特而关键的作用，促进成长发育和身心健康的方方面面。睡眠的基本结构又被称为“睡眠架构”。脑电波和化学成分的剧烈变化将不同的睡眠阶段彼此区分开来，形成了这一架构。

人类的整个夜晚睡眠中，大约每隔 90 分钟就会循环经历一次完整的“睡眠架构”（婴儿的周期更接近 60 分钟），这其中包括以下两个阶段。

非快速眼动睡眠阶段

睡觉时，我们的体温下降，肌肉放松，呼吸和心率减慢。非快速眼动睡眠从夜晚开始，从浅睡眠进入深睡眠。在非快速眼动期间，脑电波比清醒时更加有规律和协同。在非快速眼动睡眠阶段，大脑将记忆和信息从短期存储转化为长期存储，因此这种慢波睡眠有助于巩固记忆。深度睡眠中的人更难唤醒。这一阶段对消除大脑中未使用连接的“修剪”过程非常重要，这样就能将空间和能量转移到重要的已使用的连接上。在深度睡眠中，人体会分泌出生长激素。生长激素帮助细胞分裂，创建和修复组织。在儿童和青少年时期，夜间分泌的生长激素会增加。免疫系统功能会在最深阶段的睡眠中得到提升。

睡眠纺锤波是发生在非快速眼动阶段的一种有趣现象。睡眠纺锤波在常规非快速眼动大脑活动的背景下突然发生的脑电波爆发。关于睡眠纺锤波，有一个令人振奋的新发现：睡眠纺锤波在记忆形成和认知功能中起着关键作用。青少年时期，出现睡眠纺锤波的频率急剧增加。多项研究的数据显示，活跃度较高的纺锤波活动与智力、记忆和执行功能之间存在关系。睡眠纺锤波的确切功能和睡眠的许多其他方面一样，也是一个迷人的研究课题。但是青春期的纺锤波强度很有可能和这段时间的学习强度有关。睡眠的最后 2 个小时中有着丰富的纺锤波，而许多青少年缺少的正是这 2 个小时。还有一个非常有趣的现象，睡眠纺锤波可以帮助我们的睡眠抵抗外界噪声的干扰。成年人的睡眠纺锤波少于青少年，这就是为什么我们会被吱吱作响的地板吵醒，而青少年们则需要喇叭才能叫醒。

快速眼动睡眠阶段

在快速眼动睡眠阶段中，我们的脑电波呈现出快速且不稳定的状态，与清醒时类似，梦境也就是在这阶段中出现。在这一阶段，我们的眼球会在眼睑下快速转动，“快速眼动睡眠”的名称也是由此得来。快速眼动睡眠有助于强化白天投入使用的大脑连接——这意味着快速眼动睡眠对学习也很重要。在快速眼动睡眠阶段，我们的思想、感觉、经验、图像和记忆都会以随机诡异的顺序被激活，仿佛是大脑在对我们这几天的生活进行抽象化重映。人们对梦存在着这样一种观点：梦是人类处理情绪、整合经验、巩固信息和全面理解生活的一种重要方式。梦眠也被认为能够激发创造力，帮助我们创新想法。值得庆幸的是，除患有某些睡眠障碍的情况外，我们的随意肌在快速眼动睡眠期间并不会被激活，因此我们不会在做梦时有所动作。

婴儿有一半的时间在快速眼动睡眠中度过，事实证明，这对大脑新连接的形成具有重要作用。婴儿期的非快速眼动和快速眼动的比例为 50∶50，儿童期的比例为 70∶30，青少年时期的比例则是 80∶20。

深度睡眠、生长发育和“重塑”

深度睡眠也具有十分重要的作用。在此期间，生长激素被分泌到血液中，刺激细胞分裂和蛋白质合成，有助于为组织修复提供能量。没有深度睡眠，就不可能建立并修复肌肉和身体的其他组织。当青少年处于睡眠时，生长激素激增，而触发生长激素释放的化学物质对睡眠也有促进作用。可以说，睡眠和生长发育两者是相辅相成的。由于身体各个方面都处于发育高峰期，青少年对睡眠的需求之旺盛也就不足为奇了。

在第 2 章中，我们已经看到，大脑中负责判断、洞察及其他复杂功能的额叶会在青少年时期进行“修剪”、强化，并与大脑的其他部分形成统一的整体。而大脑的这种发育大多是在青少年的睡眠过程中发生的。事实上，青少年大脑的变化往往体现在长达数周的深度睡眠强度的变化上。这种关系有着迷人且重大的意义，这意味着睡眠不仅仅具有恢复功能，似乎还能促进生长发育。青少年深层睡眠波异常与额叶的错误“修剪”（去除连接出错）有关，这在精神分裂症等精神障碍中有所体现。睡眠研究表明，非快速眼动的深度睡眠波似乎率先“修剪”和整合大脑的后部。随着时间推移，深度睡眠的“重塑”作用会向大脑前部移动。这与我们所了解的儿童期的大脑能力在进入青春期后所发生的转变一致，大脑额叶区的连接被强化，效率得到提高，而大脑的推理和判断能力则是最后成熟的部分。这些复杂的思维能力需要多年的深度睡眠才能发挥其最大潜力。

随着大脑前额区的加强及其与大脑其他部分的整合，孩子们在青少年时期变得越来越聪明，情绪也一直保持在平稳状态。但如果睡眠长期不足，孩子们的这些能力可能就没有机会得到充分发展。这样可能也会导致青少年更容易受到心理健康问题的影响。

深度睡眠对巩固记忆也很重要。研究表明，人们在小睡或夜晚睡眠之后可以更好地记忆信息。也正因如此，在考试之前正常睡觉要比“开夜车”复习效果更好。

那么，对青少年来说，最重要的睡眠阶段和睡眠类型是哪些呢？很抱歉地告诉你，答案是都很重要。深度睡眠有利于记忆、成长和修复，睡眠纺锤波有利于信息的传递和学习，梦眠有利于发展创造力和保障心理健康，其他关于睡眠的益处不胜枚举。如果不想放弃这些收益，我们就不能在睡眠这件事上偷工减料。

我们已经了解了睡眠的基本原理，以及维持青少年生物钟正常运转的体内生理因素，现在，我们将看到这些因素是如何遭到外界狂风骤雨的卷挟，又是如何形成了一场针对睡眠的掠夺风暴。在下一章中，我们将看到电子屏幕和科技是如何钻青少年“夜猫子”这一生理特征的空子的。在第 6 章中，我们将看到学校是如何成为向青少年睡眠双向施压的主力的。这些探索将帮助青少年和父母了解控制和改善自身睡眠的方法，以及老师、父母和政策制定者要如何做出改变才能更好地支持青少年。

解决父母关于青少年睡眠的常见问题

我家孩子说，如果让他在恰当的时间上床，他就只会躺在那里睡不着。

这对青少年来说确实是一个常见的两难问题，而且很可能你的孩子是对的，因为他体内的睡眠化学环境并不支持入睡。很多时候，青少年夜间入睡困难的原因包括社会时差、早上起床过晚、未接受晨间阳光照射，或是日间小睡。此外，还有可能是因为他们睡前的放松时间不足或没有形成有规律的就寝流程，而且睡前接收光线和精神刺激的时间距离其上床时间太近，没有给他们的身体放松和褪黑素的释放留出足够的时间以准备入眠。请参阅第 6 章中“快乐睡眠者”的 5 个习惯，该部分内容可以帮助孩子尽快入睡。

我家孩子从晚上十一点半左右睡到早上六点半，但她表示感觉很好。

许多青少年即使真的睡眠不足也不会抱怨。这可能是因为他们比我们成年人拥有更强的恢复力和灵活度，但是即使他们不觉得累，睡眠不足也会对心理健康、新陈代谢、注意力、决策和积极性等造成影响。请记住，我们并不能十分准确地判断自己是否睡眠不足。

我睡觉时，儿子还没睡。我该怎么帮他按时入睡呢？

如果你的孩子年龄相对较小，建议您确定一个有规律的固定就寝时间，并坚持下去。我们发现，有些父母会在孩子年龄尚小的时候就不再让孩子坚持良好的作息时间和睡眠习惯了（有些父母在孩子 12 岁的时候就开始对他们的睡眠习惯放手不管了）。请记住，这些事情依然由你负责。但当孩子渐渐长大，接近高中毕业时，你就可能需要改变一下方法了。因为这是他们自己的睡眠，他们应该接过更多的控制权和决策权。另外，他们的家庭作业太多，你可能真的无法每天都陪他们熬到最后。你可以考虑跟学校谈一谈，限制一下家庭作业的数量（指出家庭作业并非越多越好），或者与孩子的老师谈一谈，如果繁重的作业看起来并不合理，那么就可以不必完成。在第 8 章中，我们将会介绍对话的示例和表达共情的方法。设定限制，帮助孩子找到适合自己的自我激励机制，这是解决问题的关键所在。

我觉得我和儿子都属于“夜猫子”。我们的思维方式和早起类型的人会有不同吗？

从某种程度上说是这样的。对夜晚和清晨的偏好至少有一部分是由基因决定的，这使我们每个人都倾向于按照自己的自然节律安排作息，即我们什么时候感到最有活力和创造力，就什么时候准备停工休息。但实际上，电子屏幕、电脑、手机、居家灯光、电子游戏、工作及其他形式的人工光线和活动都在冲击着我们的自然节律。所以，晚睡倾向较轻的人很容易受到后天习惯和环境的影响。虽然有点不太公平，但是由于这个世界偏爱早起类型的作息，通常情况下，对于所谓的“夜猫子”来说，保护好睡前放松的流程，练习并巩固第 6 章中的良好睡眠习惯就显得尤为重要。

04 电子屏幕、青少年和遗失的一环

以下描述你中了几条?

睡觉时手机放在枕边。

夜间醒来翻看手机。

在床上使用笔记本电脑工作或做作业。

早上醒来下床之前查看社交媒体或邮件。

睡前 1 小时内大量使用手机或平板电脑。

入睡前的最后一件事和睡醒后的第一件事都是看手机。

科技已经全面融入了我们的日常生活。皮尤研究中心发现 95% 的青少年拥有或可以独自使用智能手机,一半的人表示他们几乎一直在上网。网络设备已经将我们全面包围,它们在我们的手中、口袋里、背包里,每时每刻都触手可及,这似乎早已成为既定事实。但是,这一普遍现象存在的历史其实非常短暂,尤其是对于青少年。2004 年,年轻人拥有手机的比例大约只有一半，但他们只是用手机来拨打电话和发送短信。孩子们仍然经常使用家里的固定电话和朋友聊天。2008 年，智能手机以其超强的互联沟通能力开始渗透到青少年的日常生活。拥有智能手机的青少年比例在 2011 年为 23%，到 2013 年为 27%，2014 年则达到 66%，而根据最新估算，青少年的手机持有率已接近完全饱和。

孩子们接触高科技设备的年龄也呈现越来越小的趋势。2015 年，在 8 岁儿童中，智能手机的持有比例为 11%。4 年之后，该数据增加了 1 倍，这意味着到 2019 年时，五分之一的三年级学生书包里的手机都是一台“小型超级电脑”。绝大多数父母表示孩子在电子屏幕前花费了太多时间，他们向外界寻求帮助和专业指导，希望获知清晰而有效的应对策略和方法。

毫无疑问，智能手机、社交媒体、游戏和互联网已经改变了全球大多数人的日常生活。在我们正在开展的 1 岁前育儿小组的系列活动中，人们讨论的最大热点内容就是关于电子屏幕，8 个月大宝宝的爸爸妈妈就已经开始关心孩子在数字时代的抚养问题。面对着林林总总的互联网婴儿设备，他们争论着孩子多大才能开始使用电子屏幕观看节目。他们因为智能手机影响了自己对宝宝的关注而感到不安和忧虑。手机对每个人都充满了魔力，婴儿自然也不例外。事实上，婴儿对手机已经开始有着很高的渴求。

我们父母的直觉似乎是正确的——这种担心不无道理。研究表明，如今的青少年正承受着更大的孤独、抑郁和焦虑。这些心理健康问题的增加与电子网络设备的使用时间的增加有关。圣地亚哥州立大学的心理学教授简·特文格（Jean Twenge）对青少年最大数据组的部分内容进行了分析，并发表了大量有关 Z 世代（“互联网世代”）行为的文章。她的研究结果表明，数字媒体的使用时间与幸福感之间整体存在逆向关系。例如，一项收集了 50 万名美国八到十二年级青少年数据的研究显示，在 2010—2015 年（智能手机饱和度激增）期间，抑郁症和自杀行为显著增加，调查对象中使用社交媒体和智能手机的时间越长，出现上述问题和其他心理健康问题的可能性就越大。在对美国和英国青少年的三个大型数据组进行的另一项分析中，特文格与同事发现，轻度社交媒体用户的幸福和快乐的指标最高，并且该指标随着社交媒体和游戏占用的时间增加而稳步下降。自我伤害的风险系数也遵循相同模式：轻度使用者的风险最小，风险指数随着使用程度的增加而升高，重度使用者的风险最高。每天的上网时间平均每增加 1 小时，低幸福感的青少年比例就会增加 25%。与轻度社交媒体用户相比，不快乐的重度用户比例增加了 83%。

种种情况令人担忧，电子屏幕的使用在家长群体中引起如此热烈的讨论也就不难理解了。我们一直在讨论如何帮孩子更好地使用科技，各大网站和书店中有很多文章和图书都针对这个问题提出了建设性意见。

但是，在这段关于科技和青少年的故事中缺失了一个环节，人们严重低估了一种力量，这一环节可以帮助我们更好地解释科技产品的重度使用与抑郁症、焦虑症及其他负面结果之间的关系。值得庆幸的是，尽管全面地对抗科技似乎是在逆势而为（毫无可能），但如果只是针对这一环节，我们却大有可为。保护该环节就是让孩子远离屏幕过度使用所带来的糟糕后果。那么这一环节究竟是什么呢？相信你已经猜到了，没错，就是睡眠！

研究表明，情绪低落、行为失当和不健康饮食等负面结果与电子屏幕的大量使用之间存在关联。但是，如果你仔细阅读其中细节还会发现，许多相关研究表明，睡眠不足也是电子屏幕使用的副作用之一。例如，一项针对中国学生的研究发现，手机的过度使用与学生的精神苦闷之间存在联系，同时，工作日睡眠时间较短和白天过度嗜睡也和手机的过度使用不无关系。

让我们重申一下睡眠过少的后果：情绪消极、易冲动、缺乏积极性、饮食不健康、情感脆弱。对吧，这听起来似乎与过度使用电子屏幕的后果相似。这是因为使用电子屏幕的时间过长会扰乱睡眠，从而导致许多常见问题。

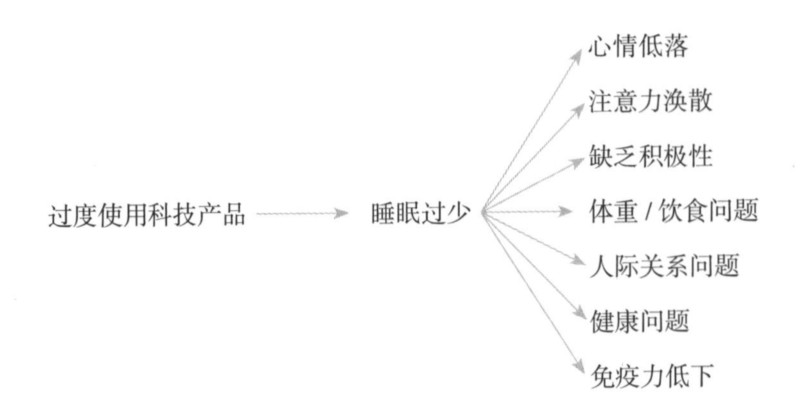

失眠是过度使用科技产品的一个严重后果。人们常常会忽略这一点，认为睡眠可有可无。大多数人都没有意识到，错失的那 1 小时睡眠对父母或孩子的大脑和身体影响有多大。实际上，良好的睡眠不仅对身心健康有着诸多好处，还可以打破科技的不良循环：俄勒冈大学最近研究发现，在 12~14 岁的青少年中，使用电子产品的时间越少，睡眠的时间就越长，白天的困倦感也越弱，同时也使得他们随后更不容易受到电子产品使用带来的不良影响的冲击。面对科技带来的负面影响，更多的睡眠为孩子们注入了必要的保护性“营养素”：它使孩子们可以更好地控制冲动，有更多的精力进行体育活动，态度更为乐观，好奇心更强，更有耐心来解决现实世界的问题。以上效果均有助于提高孩子的积极性，使得他们能够更加健康和均衡地融入现实生活。

从黑夜到电灯，再到智能手机

睡眠保护着我们的青少年，但科技却从未放弃过争取青少年注意的努力。科技公司试图保持住青少年的参与感和联动感，并一路高歌猛进。从基本的视频游戏，到模仿赌博的魔性算法，持续的推送和通知，再到沉浸式的

VR 头盔，电子科技产品的抢眼表现让人叹为观止，也正因为如此才让人难以拒绝，欲罢不能。为了避免我们精密调整的睡眠系统被科技绑架，我们必须了解科技对睡眠的影响机制，掌握保持健康的生活习惯。我们不可能回到远古时代（和大家一样我们也不希望如此，我们也有自己喜欢看的节目），但智能科技的使用习惯完全掌握在我们自己手中，全家养成良好习惯将提高我们的生活质量。

父母的参与至关重要

父母往往会低估自己在青少年睡眠问题中的影响力。研究表明，父母与孩子的睡眠习惯之间有着很大的相关性，这意味着如果父母把睡眠放在第一位，孩子重视睡眠的可能性也会更高。随着孩子年龄的增长，父母往往会放松对孩子的睡眠管理，孩子的睡眠时间也就随之减少。但研究表明，如果父母坚持让孩子在固定时间就寝，父母对子女仍会产生持续的影响。重要的是，人们在其中的部分研究中发现，父母的参与对睡前经常使用手机的孩子最为有效。这意味着睡前高强度使用现代科技产品的孩子最需要父母的投入与帮助。

就让我们一起回到 100 多年前，和孩子们一起切身感受我们当前所面临的困境。在人类漫长的发展历史中，光源的稀缺状况直到近代才发生根本性转变，其标志性事件是19世纪后期电灯的问世。此前的几十万年里，人类将自然中的黑暗和光明作为睡眠的信号指令。这意味着人类的进化完全是在每天的日出日落中进行的。站在人类发展的时间长河来看，从电灯到智能手机，再到当前，不过是一段小小的插曲。也正因如此，在面对睡眠等人类基本功能问题时，我们的大脑很容易感到困惑和不知所措。大脑的史前睡眠系统的发展目标是对日落、日出、温度和自然界声音做出应答，而不是要接受电子灯光、社交媒体的提示信号。

电灯和电视、电脑等科技进步产生的电子产品对人类睡眠产生了重大影响。它们的出现使我们在生物学夜晚保持清醒，导致健康的睡眠持续减少。而互联网和智能手机的应用加剧了睡眠剥夺。在2012—2015年间，每晚睡眠不足7小时的青少年人数骤增22%。研究人员简·特文格对这些数据进行了分析并指出，虽然这些年里，孩子们在家庭作业和课外活动等环节花费的时间相对稳定，但其中的最大变化是，大多数青少年拥有了智能手机。

那么，青少年睡眠会受到科技影响的原因究竟是什么？只有了解了这些机制，我们才能帮助孩子做出改变，重获健康睡眠。具体来说，科技对睡眠的剥夺路径包括如下几点。

睡眠的化学反应受到抑制。我们在上一章中了解到，光源（含人造光）会抑制人体中促进睡眠的化学物质——褪黑素的释放。请记住，太阳下山后，身体会将光线不足解读为休息信号，让自然的睡眠波接管身体。来自屏幕和灯具的光线，则强迫身体处于警觉的清醒状态，在这种状态下，身体的自然时钟诱导信号会被切断。所有的这些光源都会削弱我们的“古人类式睡眠”。相较于波长较长的红光，居家灯光和屏幕灯光中大量存在的蓝光（短波光）对睡眠抑制效果最强。

睡眠是我们共同面临的困境，但青少年受到的影响最大，因为他们与电子屏幕的联系更为紧密，同时也因为我们曾在上一章中介绍的生物因素——

昼夜节律后移。睡眠压力积聚的减缓导致青少年熬夜能力增强，对光的警觉性变得极为敏感。此外，青少年的褪黑激素很容易受到抑制。这些因素的叠加使青少年很容易发生睡眠延后，这恰恰给了科技产品可乘之机。一个孩子原本可能在晚上 10 点自然入睡，但由于光线和科技产品的影响，他熬到了凌晨 1 点才去睡觉。

一项针对意大利人的研究发现，在新冠疫情隔离期间，90% 的人使用电子设备的时间有所增加，这也导致他们出现了晚睡、晚起、睡眠质量较差和整体睡眠不足的情况。

情绪和思想受到扰动。促使大脑保持觉醒的不仅仅有灯光，还有科技产品所提供的各种精神刺激，如挑战性、成就感、挫败感、好奇心、创造性灵感、悲伤、兴奋，以及社交媒体、游戏和无时不在的互联网所带来的所有其他警觉性的大脑活动。从进化的角度看，人类的大脑并不具备应对这种持续亢奋状态的能力。如果遇到有待解开的谜题或感受到危险正在迫近，“战斗 / 逃跑”信号就会阻止我们睡觉。我们的大脑有着几千年的漫长进化历史，而世界发展变化又太快，因此大脑环路无法对所遇到的戏剧性事件和实际危险做出有效区分，无法确定他们是来自现实环境还是虚拟世界。我们是真的要在剑齿虎的口下逃生，还是只想打败游戏中的敌人？无论是哪种情况，大脑都会提示我们要继续保持警醒状态，千万别睡着！

焦虑可能会严重减少你的睡眠时间，它会悄无声息地溜进许多人的睡眠中，更过分的是，睡眠不足又会进一步加重焦虑。对于青少年而言，焦虑可能源自对同伴关系的担忧、学业期望带来的压力、经济压力、身体安全等。当然，成年人也面临着相同的忧虑。疫情期间，人们大量失去工作、亲人和基本安全，这也加剧了我们的焦虑。在我们的睡眠咨询实践中，有越来越多的父母表示：“你们帮我的孩子入睡，可现在我自己却睡不着了。”对于缓解焦虑，其实并没有简单的解决办法，但我们知道，只有重建安全感，才能睡得好。因此，我们可以通过减轻经济压力和不确定性来提高家庭安全感，从而提高睡眠质量。

若想在睡前切断与外界的联系，平复心情，关键在于放松和分散注意力，或让我们繁忙的大脑“无聊”起来，从而获得充分的安全和平静，交给睡眠接管。实际上，这种安全感和相对无聊的感觉对促进睡眠非常重要。我们将在第 6 章学习“快乐睡眠者”的 5 个习惯，将帮你创造“睡眠泡泡”，增加你的安全感和松弛感。

“再等一下……” 还有一个现象也会导致我们睡眠减少：我们把原本用于睡觉的时间花在了各种小玩意儿和电子产品上。研究人员将这一现象称为“移置”。我们总想再看一段视频，再升一级，或者再查看一个问题。我们被拖进各种内容的泥潭，而时间却不会停止流逝。我们在睡前进行网上“冲浪”，在科技浪潮的推动下向岸上的睡眠挥手致意。当我们放下手中的高科技设备时，时间已经远远晚于理想的就寝时间。夜越来越深，就寝已被远远地甩在身后，我们的理性决策能力下降，失去良好判断力，甚至会决定再熬一会儿。

疫情期间的睡眠和科技

这次突如其来的新冠疫情对青少年睡眠进行了多维度的生动实验。肯尼思·赖特和霍拉西奥·德·拉·伊格莱西亚（我们在第 3 章中曾讨论过他们的工作）和科罗拉多大学博尔德分校研究员席琳·维特尔（Céline Vetter）等人共同组成了一个小组，对科罗拉多大学博尔德分校的本科生在 2020 年初“留校令”发布之前的睡眠情况和该年度后期的睡眠模式进行对比。后半年疫情居家期间，学生睡得更晚，但平均睡眠时间增加了30分钟，并且工作日和周末的社会时差减弱了。有趣的是，初高中学生的父母向我们分享的经历各不相同。疫情初期，青少年睡眠时间更多，入睡时间更晚，这符合他们的自然睡眠节律。学生和父母都因此松了一口气。同时，由于无需通勤，也缓解了晨间早起压力。随着时间的推移，我们听到越来越多反转的故事版本，包括入睡极晚、过度使用科技产品、待在室内的时间过长（日常生活流程被打乱、获得的光照减少、接受昼夜节律的信号过少）、压力增大，以及某些情况下睡眠更少。事实上，非营利组织“挑战成功”（Challenge Success）的一项调查发现，在2020年秋季，十二年级学生平均每晚只睡6.4小时。23%的受访者表示自己的睡眠时间多于疫情之前，但43%的受访者则表示自己的睡眠时间变少了。

换言之，有关疫情对睡眠的影响众说纷纭，但我们可以认为，焦虑和科技产品使用时间的增加可能导致许多青少年睡眠时间的减少。我们能够设法让人们摆脱在疫情之下对电子产品的严重依赖。学校可以尽可能将电子形式的作业和阅读材料换成教科书和老式的纸质打印材料（可以让学生在月底交回这些材料，以便重复使用）。减少电子产品的使用时间还可以纠正孩子的体态（你是否注意到你的孩子有一点点驼背），改善饮食习惯，增进家庭成员间的交流。当然还少不了提高睡眠质量（请见谅，我还是想再强调一遍）。

科技创造“动态延续”。“移置”现象是科技减少睡眠的强力途径，这一理论正获得大量支持。人们花在科技产品上的时间越来越多，而花在睡眠上的时间却越来越少，这并非没有缘由。游戏设计的内在逻辑和算法使我们处在一种感觉越来越好的动态延续中。动态延续是一种沉浸式的活动体验，时间在这种体验中受到扭曲，我们无法准确感知它的流逝。你的孩子是否曾在玩了 2 个小时电子游戏之后大喊“我才刚刚开始”？这就是动态延续，而且有些孩子的这种倾向似乎要更强。澳大利亚弗林德斯大学的迈克·格拉迪萨（Mike Gradisar）对青少年睡眠的影响机制进行了长期研究。他的研究表明，有些青少年更容易全神贯注和体验动态延续，这可能会使他们决定继续体验，拒绝关闭游戏，导致入睡时间延迟。他预测，当一个容易受到某些个性特征（如动态延续）影响的人成为贪婪的科技公司的“俎上之肉”时，其所受到的影响和冲击就会被无限放大。

游戏的心理学和神经化学力量

假如我们将讨论这个话题，游戏开发者似乎并未考虑过青少年的睡眠和心理健康问题。相反，他们有意利用神经化学的力量设计游戏，来提高孩子的复玩率。这并非孩子的过错，孩子们渴望在社交媒体和游戏中获得多巴胺释放带来的刺激。可以说，在某些情况下，游戏开发者和公司对大脑的刻意支配可以称得上是到了恶意的程度。有些看似无害、适合儿童的手机游戏，在本质上属于变相赌博。这对儿童来说是很危险的，这将可能使他们卷入成瘾模式中。游戏内设置购买链接，奖品设计为未知的随机“战利品宝箱”，新玩家前期的间歇性奖励非常丰厚，后期便逐渐减少，给孩子一种“再来一次，这次肯定抽中”的感觉……人们在构建这些游戏时，所采取的算法有着可以让人成瘾的目的。这被人们贴切地称为“具有核武器般杀伤力的行为心理学”。

孩子需要外界帮助的几个信号

许多人都清楚地知道自己控制科技产品使用的习惯并不太理想。也许我们会无意识地拿起电子设备，不再主动通过我们信赖的传统媒体渠道获取新闻，而是任由新兴的社交媒体进行新闻推送，通过各种平台和内容对我们进行情感性调动，有时候我们甚至会觉得离不开手机。然而，当我们放下设备开始一场旅行，或者以其他方式打破这个习惯，我们会感觉更好。但是对某些人来说，这种快速“重置”并不那么容易。重度成瘾会显著降低一个人的生活质量，弱化其基本生活功能，导致成瘾者远离现实生活，人际关系受损，睡眠质量严重下降，并极为抗拒改变，他们往往需要专业治疗。如果你的孩子符合这些描述，最好立即寻求帮助，向儿科医生或其他值得信赖的专家寻求诊治。如果你的孩子存在以下现象，你可能需要咨询专业人士。

- 沉浸或痴迷于互联网，在其中花费的时间过多。
- 身边没有电子设备时，表现出焦虑、抑郁或易怒症状。
- 存在学业问题，课堂参与度很低或总是上课睡觉。

· 对曾经喜欢的娱乐方式失去兴趣，沉溺于上网，不喜欢社交也没有任何兴趣爱好。

· 掩盖或隐藏自己使用电子设备的行为。

· 上网以逃避负面情绪。

· 忽视个人卫生。

智能手机——孩子们的玩具新宠

明白了科技产品对睡眠的影响机制，我们也就清楚为什么不能把电子设备带进卧室。尽管如此，我们大多数人还是会照做不误。四分之三的儿童和将近 90% 的青少年的睡眠环境中至少有一个电子设备，其中大多数人的使用时间都是睡前。超过三分之一的初高中学生表示自己每晚至少醒来一次，查看手机社交软件上的通知或信息。我们采访过很多青少年，他们表示睡觉时会把手机放在枕边，或者在编辑信息时睡着，但却从未主动放下过手机。

大量研究表明，睡眠不佳与电子产品的使用存在关联，这一点不足为奇。睡前使用电子设备的青少年要比不使用的同龄人少睡近 1 个小时。事实上，卧室里的媒体设备（即使不使用）也会导致睡眠质量下降。这种屏幕与睡眠之间的关系对幼儿也是适用的：学龄前儿童如果晚间看电视的时间较长，或房间里摆放电视，其整体的睡眠时间就会减少，也更容易出现睡眠问题。一项针对泰国婴儿的研究甚至发现，晚上 7 点后接触电子媒体的婴儿要比没有接触的婴儿少睡半小时。有人详细研究了 1999—2014 年间关于电视、电脑、视频游戏和移动设备的67篇文章，结果发现观看电子屏幕的总时间越长，尤其是晚间看屏幕的时间越长，就意味着睡眠时间越少，就寝时间越晚。在这些文章中，76%的研究发现看电视和睡眠不足之间存在联系，而有94%的研究发现使用电脑或互联网与青少年的睡眠量之间联系显著。一项研究发现通常或一直在睡前使用社交网络的人，其睡眠时间相比同龄人减少了51分钟——这在整个睡眠周期中占有很大的比例。一项针对初中生的研究发现，晚上使用电子屏幕的时间多1个小时，10点或更晚睡觉的概率就会增加3倍以上。最近一项针对英国大学生的研究发现，深夜使用手机者出现问题行为或手机“上瘾”及睡眠质量较差的可能性是其他人的3倍。一项针对法国青少年的研究发现，睡眠不足的青少年的卧室里存在电子设备的可能性更高，他们也更容易悲伤或烦躁。我们还要再继续列举相关的研究案例吗?

韩国是世界上网络最发达的国家之一，韩国的高中生每晚通常只睡五六个小时。研究人员发现在这些孩子中，使用电子屏幕的时间越长，睡眠时间往往越短，学习成绩往往越差，心理健康问题也往往越多。由于每天在学校、学习和电子产品上投入的时间过多，95%的青少年认为自己的体育锻炼不足，三分之一的学生表示他们只有在体育课上才能进行锻炼。实际上，在韩国已经出现青少年因电子产品成瘾而向医生寻求专业帮助的案例。“成瘾训练营”正试图帮助孩子拔掉电源，恢复他们的睡眠和身心健康。韩国卫生专家警告称，美国如果不采取行动，接下来这一发生在青少年身上的公共卫生危机就会在美国出现。为了保护孩子的身心健康，中国出台了青少年接触电子游戏的相关指导建议：不满18岁的未成年人在周五晚上、周末和节假日每天玩游戏的时间不宜超过1个小时。

这些都表明科技“窃取”睡眠的能力确实强大，且又不易被察觉。它通过多种途径延迟并扰乱青少年的睡眠，而在人们探讨科技与青少年心理健康之间的关系时，睡眠损失往往最容易被忽视。睡眠减少 30~60 分钟会导致前额叶皮层活动的减少，这意味孩子们在学校里无法清晰地思考和集中注意力，更有可能做出错误决定。他们敏锐的注意力受到削弱，解决问题的创造力受到限制，失去这 1 个小时的睡眠会导致孩子的情绪化大脑的作用增强，使孩子们更容易感受到压力和焦虑，也更容易产生悲观厌世的态度。

作为父母，我们可能会对技术的力量感到不知所措——我们没有敲锣打鼓地表示欢迎，它们就不请自来，突然出现在我们面前。我们本以为至少还能喊上一句："送客！"可谁知它似乎又大模大样的在家里住下来不走了，真是让人又爱又恨。我们知道科技会影响孩子的睡眠和健康，这让人感到不安和沮丧：为什么烟草、电子烟和药品公司在向青少年宣传和销售时必须承担相应的责任，但科技公司对孩子的拉拢和引诱却几乎不受监管？科技巨头们似乎可以一路畅通无阻地进入青少年的世界。

我们确实有能力主动选择我们的设备，而不是被动地被设备选择。我们可以选择的是为这种不断发展的力量设定界限，这将是保证孩子睡眠、健康和幸福的最有力方法之一。

实用步骤：揪出"睡眠大盗"

如前文所述，家中的灯光、电视、电脑和手机都会延迟和破坏睡眠。光线更强、使用距离更近及发射出蓝光的设备更有可能抑制褪黑素分泌并延迟睡眠。一些娱乐节目互动性强、情感丰富、戏剧效果好且十分有趣，还有的节目会通过制造疑问、激起情绪再通过"移置"效应让我们保持更长时间的觉醒，或者可能只是让我们的身体在本应睡着时觉醒。电子游戏就是这样让我们处于动态延续状态。

由以上原因可知，改变屏幕使用习惯是改善睡眠的最有力方法之一。在第6章，我们将会介绍有关“睡眠大盗”的更多内容，以及放松、就寝等流程和习惯。但在当前章节，我们有必要指出，改变屏幕使用习惯是日常生活中促进睡眠健康的主要因素。例如，最近的一项青少年研究发现，在一周内坚持让孩子们睡前1小时前就收起手机，如此一来在实验结束后，孩子自主关机时间会有所提前，他们会更早入睡，并且睡得更久。

人们忽视了这样一个事实，睡眠其实开始于上床之前。在你上床之前的一两个小时里，睡眠活动就已经展开了，你的内部时钟调整至关闭时间，睡眠这一复杂的进程已缓缓拉开帷幕。但是它一开场却受到了电子屏幕的干扰，有时会导致睡眠被推迟几个小时。若要捍卫睡眠，就要先保护睡眠的前奏，即睡前的放松时间。睡前放松时间的注意事项如下表所示。

允许的屏幕使用方式	不建议的屏幕使用方式
看电影（被动）	打游戏（互动）
看电视（远距离）	用笔记本看电视节目（近距离）
使用红光屏幕阅读	使用蓝光屏幕阅读

相比被动的娱乐方式（如看电影），浏览社交媒体或刷看短视频内容，更有可能加剧体内的化学反应。这些互动性的活动会在深夜让我们的大脑产生困惑或担忧：“我能不能进入下一阶段？我不确定能否在最后期限前完成……我能否获得好成绩？我最好再考虑一下……我的朋友们在做什么？”这些想法使我们保持清醒，无法切断与外界的连接并使身体入睡。

人们常常用音乐来辅助睡眠，但我们从很多采访对象意外发现，听音乐可能会降低睡眠质量。有些音乐过于迷人，调动起的情绪让人睡意全无。毕竟，音乐本质上是感性的。而且播放音乐的设备往往也可以访问互联网、玩游戏和查看信息，因此听音乐往往会成为连接外部世界的一个通道。另外，如果我们在播放音乐时入睡或者感到非常困倦，那么当随后音乐关闭时，这种变化会使大脑产生混淆和迷惑，让我们觉醒。对于需要帮助的青少年来说，如果他们需要放松，安静下来进入睡眠状态，我们建议使用冥想或放松工具（见附录）。如果这些方法无效，可以使用分散注意力的方法。如果运用得当，也可以选择音乐作为分散注意力的一种方式。在后面的章节你会读到有关分散注意力的内容，请你分析听音乐是否为正确选择，或者是否能找到更好的睡前放松方式。

给青少年的实用睡眠技巧：摄取每日所需的“维生素C”

青少年睡觉时“机不离枕”的一个原因是，他们感觉与朋友之间的联系很重要。当青少年错过和小伙伴们一起闲逛放松的时间时，手机就成了他们的生命线。孩子们把社交媒体作为真实社交的替代品，尽管研究表明这种替代非常糟糕，但如果到了晚上，青少年的社交需求并未得到满足，他们的渴望就会急剧增加。罗恩·塔菲尔（Ron Taffel）将同龄人团体和流行文化的巨大集体力量称为“第二家庭”，若想让孩子们在更合理的时间放下并关闭手机，就要给孩子的“第二家庭”留出一定的睡前放松时间，填补孩子们真实社交的缺失。让孩子在放学后或午饭前出去玩耍片刻，这是孩子们每日不可或缺的营养成分，这就像是为社交生活注入的一剂维生素C。朱莉的儿子上高中时，常常与朋友在家中的车库中玩耍。在儿子年纪尚小时，朱莉还会借着送比萨饼的机会，或以其他任何理由在车库门口观察片刻，看他们在玩些什么。儿子渐渐长大后，朱莉便不再贸然出现了。对于一个母亲而言，这很难做到，但朱莉很清楚，孩子需要这种空间，需要父母信任自己和他的朋友。

设计者的社会责任

重申这样一个观点是很重要的，那就是影响睡眠的电子产品使用行为和习惯并非父母或孩子的过错。许多父母告诉我们，他们为自己对孩子的电子产品使用时间管理不佳而感到内疚或不安。但科技公司和开发者在设计游戏和媒体软件时，会有意识地引诱和消费我们的孩子。这并非我们自己（或孩子）的弱点或过错，社交媒体和其他数字平台的设计有意利用我们大脑的奖励系统，而孩子们尤其容易受到影响。美籍华裔企业家和慈善家杨安泽（Andrew Yang）是两个孩子的父亲，他曾贴切地写道："如今，家长的利益与科技公司的利益存在直接冲突。他们正在将我们的利益货币化，用我们的时间赚钱。正如他们所说，智能手机的成瘾性是一个特点，而不是一个错误。"他建议对面向儿童的媒体软件的自动播放等简单功能进行监管，否则这些平台的视频播放不会自然结束，而是不停地向孩子推送内容。很多人都会记得谷歌前设计师特里斯坦·哈里斯

（Tristan Harris）在影片《监视资本主义：智能陷阱》（*The Social Dilemma*）中的表现。他描述了社交网络和网站如何以点击量、轮播量和在线时间作为成功的衡量标准，而不是以作品给人们的生活带来的积极价值。他指出，公司和设计师完全有能力改变这种情况，而用户（父母）也可以要求开发以提升价值为目标的技术。身为父母，与其感慨自己的失败，不如让公司承担起设计责任，特别是在涉及儿童和青少年的相关环节。如果有候选人和从政者愿意探讨这些问题，并且能够提出具体的负责措施，以及拿出奖励负责任设计的具体激励方法，请投票支持他们。购买并支持真正追求价值的平台和游戏，让父母和孩子更好地监督和管理这些游戏的使用。

Netflix 和 YouTube 等公司应该提供一个选项，允许年轻孩子的父母创建一个播放列表，其中只包含父母选择的节目，而不会建议并提供链接转到其他的节目池中（这些节目中含有自动播放功能，可以一直不停地跳转至新的链接）。父母和孩子需要更容易更纯粹地选择他们想看的东西，不应在看完某些内容后，被后续推送不断轰炸。

这些观点很有帮助，父母可以和孩子们分享，让他们更加聪明理性地在网络世界进行消费。请告诉孩子们，算法、科技公司、社交媒体等的目的都是要吸引并留住他们，最终还是为了钱。当孩子们了解之后，这些知识就会帮助他们在自己和科技之间建立更为健康的关系。你可以向孩子们坦言："你要是整夜不睡，高兴的肯定是 YouTube。"

亲昵（F-O-N-D）的一家人

好的，现在我们家长朋友们要好好审视一下自己了。孩子的学习能力很强，我们管理自己电子设备的方式，无论健康或不健康，都会成为孩子效仿的榜样（这通常是下意识的）。身为父母，如果我们都不能对自己提出的建议身体力行，就更难让孩子养成不在卧室和睡前使用科技产品的好习惯了（参见第 6 章）。如果你让手机成为你的附属品，不停地关注手机，那么你的行为模式也很有可能会被孩子采用。同理，当你践行科技产品的基本使用边界和良好的屏幕使用习惯时，也会影响到整个家庭。不仅如此，它也是在向孩子发送这样一个信号：你把睡眠和健康放在了优先位置。

从这一点来说，父母要改进的余地还有很大。大多数父母睡觉时，也会把手机放在枕边，约有四分之一的父母表示自己会在夜里醒来翻看手机。如果你问孩子父母的电子产品使用情况，很多孩子都会流露出对手机的不屑，说他们的爸爸或妈妈总是在看手机，很难注意到自己。半数的青少年表示自己在试图与父母或看护者对话时，他们会因为看手机而不专心谈话。

大多数父母都知道，婴幼儿需要我们的关注和投入，但很多人却并不了解，青少年也同样需要。青少年会注意到父母的心不在焉，比如我们的眼睛总是盯着手机屏幕，他们需要做出很多尝试才能引起我们的注意，或者我们会紧紧抓住每一个玩手机的机会，就仿佛这个设备比我们面前的人更有趣。对于孩子而言，父母的观察和倾听是一种极大的安慰。这让他们感到被关注、被认可、被理解。不要等到自己找孩子谈话时，才去向他们展现自己的观察能力和理解能力。然而，青少年总是能观察到父母注意力的细微分散。此外，如果你本人经常在开车时接打电话、发送短信或手动输入目的地，那么当你告诫青少年分心驾驶有多危险时，他们也不会认真对待。

当孩子行为不当、缺乏回应或沉默寡言时，父母往往又会向手机寻求帮助，这的确有些讽刺，而且这会在孩子最需要我们的时候，造成进一步沟通的障碍。当我们遇到这些困难时，我们很难迎难而上，解决深层次问题。我们本能地分散自己的注意力，逃避眼前的现实感受，这完全说得通。但随着我们习惯于躲在电子屏幕后面进行逃避，我们与孩子的有效沟通也就变得越来越少，亲子关系也变得越来越疏远。如果你坚持面对，拒绝在电子设备中逃避现实，你就可以抵抗科技力量给你带来的不良影响。如果你放弃抵抗，这种力量就会使你与孩子渐行渐远。

现在有两种方法可以应对这种科技的强大拉力。第一，养成健康的屏幕使用习惯。第二，广泛利用各种家庭元素，提高家庭幸福感、联结度和睡眠质量。这些元素就像每日所需的维生素，让每个人都保持对彼此的亲昵感（F-O-N-D）。

F（**F**amily rituals）：家庭仪式。孩子在青春期会变得更加独立，但家庭依然是他们最大的依恋。随着孩子逐渐长大，维持好聚餐、看电影、周末郊游或去运动及就寝流程等家庭仪式是很重要的。仪式不同于自发共处的时间（后者也很重要），因为它们是可预测的，能够带来归属感和安全感。我们经常看到一家人在同一屋檐下生活，彼此的交流却越来越少，而电子媒体加剧了这一问题。还记得之前章节中关于美国初高中学生屏幕使用时间和心理健康的数据吗？该数据发现，在使用电子产品以外的其他活动（如线下社交互动、运动锻炼、纸质媒介及参加宗教仪式）投入更多时间的孩子，患有心理健康问题的概率更低。这些现实世界的常规惯例和仪式优势明显，它们可以帮助我们的孩子发展健康的自我意识和目标，增强孩子与家庭和社区之间的联系。

O（**O**pen play）：开放游戏。游戏（非电子游戏）是人类大脑中一种至关重要的内在驱动力。孩子通过游戏学会解决问题，发挥创造力，保持专注力，并在游戏中感受快乐、满足和成就感。可是问题在于，游戏很容易随着孩子的成长而消失。大多数人都知道小孩子需要游戏，但随着他们的成熟，我们对这种需求的尊重越来越少。心理学家斯图尔特·布朗（Stuart Brown）在对游戏进行的数十年研究中发现，游戏（在所有年龄段）不仅关系到个体的幸福感、满足感、坚韧性、灵活性，也影响其人际关系和社会联系。布朗表示："游戏是点燃大脑的最佳工具。"游戏就是乐趣与探索，它并不一定是有组织的活动。制作机器人模型，随机寻找材料搭建"聚会基地"，爬上一个土坡再滚下来，或者只是在附近骑骑自行车，这些都是游戏。布朗认为："游戏的对立面不是工作，而是抑郁。"

父母与"面无表情"研究

20 世纪 70 年代，为展示宝宝与父母之间的基本动态交流情况，研究人员设计了面无表情（Still Face）实验范式。实验中，父母开始与婴儿接触、微笑、交谈，保持眼神交流，后来变成保持面无表情，没有任何回应和互动。几分钟之内，宝宝的状态很快从愉快地聊天，主动探索房间，转变为情绪紧张、举止失调，对环境失去兴趣。

最近，研究人员复制了这个实验，但是将父母的实验条件从面无表情变为专注于移动设备，结果几乎完全相同。宝宝的压力水平不断上升。当妈妈放下手中设备，并将注意力转移到宝宝身上时，宝宝们的好奇程度也不会立刻恢复到之前水平，而是还需要更多的时间才能平复情绪。

同样，作为父母，当我们的注意力反复被手机或其他设备吸引时，这种"身体的在场而心灵的缺席"会对亲子关系及父母跟孩子有效沟通产生负面影响。父母可能知道，要给青少年更多的独立空间。但如果只是简单地放手不管，各自钻进虚拟世界，那就未免太轻松，也太过分了。当沉迷于电子设备时，我们会错过孩子面部表情和眼神的微妙提示，而屏幕的诱惑力会让我们陷入短暂的自我沉浸状态，这样就可能错失宝贵的沟通机会。放下设备，交换眼神，为家庭成员的直面沟通留出足够时间，这样有助于建立信任和联系，享受彼此陪伴，这也正是幸福的关键所在。这种基本需求并不会因为我们的孩子成大一点而消失。

游戏是幸福的必要一环，它引导孩子和父母相处更协调，联结更紧密、更健康。它本质上是一种抗抑郁药剂，应当伴随年龄的增长而长期存在。做游戏（尤其是在户外）可以改善我们的睡眠。神奇的是，游戏本就是人类的天性，引导孩子做游戏根本无需费心，只需要给他们游戏的机会：为他们提供远离电子屏幕的时间和空间。当孩子们聚在一起，身边又没有电子设备时，他们会本能地一起玩耍，当然，大一点儿的孩子可能需要一点彼此熟络的时间，但也绝不会太久。不要担心孩子们会抱怨无聊或不愿意参加户外活动，不需要多长时间，爱玩的天性就会占据他们身体的主动。

N（**N**ature）：亲近自然。人们发现自然环境可以降低压力激素水平（这也有助于我们的睡眠），增强认知能力，并改善情绪状态。一项研究发现，进行 30 分钟园艺活动可以显著减少体内的压力化学物质，效果甚至好于相同时间的阅读。不断思索困扰事项的行为又称作“思维反刍”，有一项研究发现，在大自然中散步会减少大脑区域的思维反刍活动。清早的阳光刺激大脑，使之变得敏锐，改善情绪的神经化学物质也随之增加，从而使我们在当天夜里睡得更深。

还记得上一章提到的男孩马克斯吗？他看似顽固的睡眠问题之所以能够得以解决，一个主要的原因是他在露营中获得了大量的户外时间。阳光（即使透过云层）、新鲜空气及大自然的视觉元素和色彩会刺激大脑，减少压力，使我们与身体的自然节律同步。

D（Downtime）：睡前放松时间。如果一天被安排得满满当当，你就没有机会感到无聊，也不会产生新想法或获得自主体验。繁忙的家庭生活很容易挤占我们的睡前放松时间。但我们发现，如果每周都安排一段睡前放松时间，大家的感觉会更好。睡前放松时间听起来似乎并不需要安排，但其实这对大多数家庭都很有必要，而且效果很好。

养成健康的屏幕使用习惯，结合“家庭仪式—开放游戏—亲近自然—睡前放松时间”（F-O-N-D）的家庭元素，可以培育家庭的亲密关系、趣味和价值，从而改善我们的睡眠，让我们真正掌控手中的电子设备，在享受其功能的同时还能做到适可而止。

实用家庭策略：
家庭会议和家庭协议

家庭会议是一种非常实用的方法。如果等到出现问题后才召开家庭会议，自然会弥漫着一种消极气氛。与其如此，不如试着定期召开家庭会议，每周一次，或至少每月一次，以便家庭成员分享看法，研究解决方案。这样，家庭会议就不再需要临时救火，而是可以防患于未然。

家庭会议的目标是什么？

· 达成家庭共识。

· 让每一位家庭成员的情感和想法都可以被倾听。

· 培养家庭成员之间的情感联系。

· 讨论当前状况，指出当前问题。

· 谈论有趣的家庭计划（郊游、旅行、活动等）。

家庭会议指南包括以下几点。

1. 让每位家庭成员都参与进来，包括最小的孩子。

2. 尝试确定一个会议主持人（孩子或父母都可以）。主持人可以确定任意会议形式，只要每个人都有发言机会。试着给孩子主持的机会。

3. 让每个人都有机会分享。一次只能有一个人发言。发言时其他人要避免互相交谈，纠正他人或加入自己的想法。等对方讲完，试着对他们的发言进行总结，并询问自己的理解是否正确。

4. 选择一位家庭成员（孩子或家长）进行记录。

5. 父母如果发现问题或者想要表达不满，可以尝试用“我注意到……”这样的转换句式发言。

不要说：“打游戏是个毛病，我已经跟你说过八百六十遍了，让你把游戏关掉，你就是不听。你要是再不听话，我就把游戏机拿走了。”要说：“我注意到你现在对电子游戏很有兴趣，而且似乎很难关掉，但这是我们之前说好的。”

不要说：“你最近的表现太差了。你对妹妹太刻薄了。她做错什么了，你就这么没有礼貌？”要说：“我注意到这周你对妹妹说话很重，能告诉我发生什么了吗？”

在会议期间力争达成家庭协议，但不必一次性达成所有家庭共识，可以通过几次会议列出一个协议清单。你们要把协议当作规则，不要忘记协作精神，要让每个人都参与到清单的制定中。

改变习惯：潜意识的力量

虽然从时间上来说，电子媒体的出现只是人类发展史时间刻度上的渺小光点，但它已经改变了我们的日常习惯和行为。查看手机，发信息，看更新，这些行为大都是在无意识中自动完成的。在大脑给出理由之前，我们的手就已经伸向手机了。

可以说，改变电子产品的使用习惯，是我们重获睡眠最有效，也是最直接的方式。但是，怎样才能改变与电子屏幕的日常互动呢？事实上，大多数人都会低估自己的控制力。通过一些简单技巧，我们就可以改变屏幕的使用方式并保护睡眠。

人们常把意志力和决心当作解决睡眠问题的答案，但事实证明，习惯在很大程度上是无意识的自动行为。我们不会思考每一个具体步骤，只是一闪而过，没有过多关注或聚焦。一旦我们上千次地拿起手机查看收到的信息或通知，这种行为就会变成自动行为，不需要有意识地做出决定。

深谙我们潜意识倾向的科技公司们正是利用了这一点。就像快餐店会为了吸引顾客而烹制出鲜艳的色泽，撒下成吨的盐粒，我们的手机会利用铃声和红色角标来吸引注意力，流媒体服务也会在当前视频结束后立刻跳转到下一段内容。算法知道如何为我们持续提供冒犯性或争议性内容，我们也很容易将时间浪费在这些内容上。

电子游戏的出色设计让我们不断升级并收集奖励。这些公司的最终目标都是让我们对设备成瘾。当我们大多数人都是如此时，事情就绝不会是巧合。

社会学家温迪·伍德（Wendy Wood）将习惯称为“心理捷径”，他解释说，养成良好的习惯是走向成功的必备要素。仅仅知道自己被电子设备困住并决定做出改变是不够的，因为潜意识会让我们绕过思考采取行动。换句话说，与其刻意地改变坏习惯，不如让好习惯成为潜意识来得更有效。由于我们的电子设备使用方式极大地影响了我们的睡眠，而且大多是习惯性的，所以我们要学习一些策略，以便在日常生活中更好地管理这些习惯。

调整环境。让孩子成功并不难，只要告诉他们如何调整环境。调整的目的在于减少新习惯的不适感，增加旧习惯的不适感。例如，当学生在图书馆而不是有电视的寝室里学习，并扔掉冰箱里的不健康食品时，他们的饮食、睡眠和学习习惯就会得到改善。环境的变化可以极大地提高我们的执行能力。事实上，温迪·伍德指出，在著名的棉花糖实验中，有一个鲜为人知的现象：当实验人员将棉花糖藏起来时，有些孩子可以等待更长时间。这些孩子日后的成功与他们在面对棉花糖时表现出的纪律性不无联系。

如何做可以增加坏习惯的不适感？

- 把手机放在书架或其他看不见的地方，打开铃声，但关闭推送。
- 当工作或家庭作业完成后，尽可能关闭电脑，并把它放在抽屉里或收起来。
- 把视频游戏用的耳机放进柜子中，避免放到茶几上。
- 晚间不要把手机放在卧室里充电。
- 非必要时，把手机放在汽车后座或后备厢中，这样你就更有可能选择收听车载收音机或与乘客交谈。对于父母和孩子来说，这也是安全驾驶的正确做法。

如何做可以减少好习惯的不适感？

· 为放松时间设置提醒。

· 购买或借阅一本有趣的书放在床头。

· 把棋类游戏和拼图放在客厅显眼的位置。

· 把运动鞋和休闲外套放在方便拿取的位置，做好随时可以出门的准备，最好下班或放学回家后直接穿在身上。

· 问问孩子是否愿意参与布置卧室。添上一盏适合睡眠的夜灯，甚至可以把墙壁粉刷成不同颜色。环境中新的个性化设计元素可以帮孩子养成新习惯，让他们每晚更想早一点上床睡觉。

· 让孩子挑选一个不发光的基本款时钟。

· 在手包和车里放一叠纸、绘画用具或一套数独游戏。希瑟总是随身携带纸张和书写工具。最近，她和家人在宠物医院外的停车场等待狗狗时，她和儿子没有习惯性地各自玩起手机，而是玩了30分钟的猜词游戏。

· 工作时，将手机设为勿扰模式。大多数手机都有这种功能，你可以将“最喜欢”的人添加到白名单中，这样就仍然可以接收到他们的电话和短信。为你想识别的人设置特定铃声，设置未知来电静音。

· 搜集一些在车里喜欢听的音乐、有声读物、脱口秀或播客。

随着时间的推移，如果你对环境的设置恰当合理，最终会形成潜意识模式，从而养成良好习惯。

积极强化新习惯。我们知道，当新的行为产生积极回应或获得积极效果时，形成的新习惯会得到进一步改善。你将一个理想的习惯与良好的感觉匹配，身体会释放多巴胺并使该行为得到强化。

这样做更有利于形成好习惯。

· 准备一些健康的睡前零食。希瑟会准备一盘坚果、奶酪、梨或苹果，让她的（不满13岁的）孩子们在睡觉前看电视节目时吃。

· 储备一些孩子喜欢的简单、健康的早餐。当孩子及时就寝，起床吃早餐时，让他们看到最喜欢的食物就在餐桌上。在早上可以放些舒缓的音乐。根据孩子是否想获得帮助或在晨间聊天，你可以选择在他们醒来时陪在身边或给其留出一点空间。

· 确定一套有趣的系列丛书用于睡前阅读，或在晚上放好手机后，播放一些舒缓的音乐。你们可以轮流大声朗读同一本书，或每个人默读各自的书。

让孩子感受到良好睡眠的“奖励”。并不是每个孩子都能体会到我们成年人在一夜好眠之后的那种如沐春风的美妙感觉，但随着时间推移，有些孩子是可以体会到的。试着让孩子们自发地将好状态与好睡眠联系在一起。你可以问一些开放式的问题，比如，可以询问：“你状态好不好？”但不要反复问：“睡得好的感觉不好吗？”这种问法太过明显，会被孩子们发现。

共同做出改变。毫无疑问，当我们以家庭或团体为单位设定共同目标时，新习惯的不适感就会减少。你可能会想出很多方法来和家人一起培养你们喜欢的习惯。可以通过一些活动建立家庭成员之间的相互关联，比如一起下厨、烘焙、参加社区活动、看电影、玩游戏，甚至一起做一些抛球这样简单的运动。有关改变暴饮暴食等习惯的研究表明，与饮食健康的人在一起生活更轻松，也更容易获得成功。全家同时提高睡眠的优先级将是成功的关键。可以考虑设定每个人晚间手机充电的时间和地点（如果你不坚持，孩子可能会让你崩溃），互相设置特别提醒，提示睡前放松时间。并且在约定好的时间，全家一起听音乐、有声书或看电影。这些习惯的短期效果虽然并不明显，但当孩子逐渐长大独立后，这些习惯会让他们受益匪浅。

当人们感到疲惫，他们往往更容易捡回曾经的不良习惯。这样可能会造成睡眠卫生的不良循环，因为如果我们睡得不好，我们就会默认去做最简单、最能立即获得满足的事情。如果你有意识地营造良好环境，养成良好习惯，从而打破这一循环，你的睡眠就会得到改善，你也会有更多精力去强化那些好习惯。

理解“意识之下”的潜意识层面，有助于我们更加友善地对待自己，助力我们收获成功与进步。当我们调整好周围的环境，为新习惯扫除障碍，避免陷入自制力不足的自责，我们就能继续坚持下去。这是一种解放。这些策略将有助于你建立第 6 章中的“快乐睡眠者”的 5 个习惯，并为整个家庭的美妙睡眠打下基础。

家庭会议议程项目：电子屏幕

电子屏幕无疑是家庭会议的焦点话题，家庭成员可以由此展开对手机、社交媒体、游戏和其他形式科技产品的讨论。注意在家庭会议中要营造一种平和的气氛，避免引起其他人的对抗情绪，导致无法互相理解并达成解决方案。以下是有关电子屏幕的家庭会议的注意事项（注意：不要想着一次性把所有问题都讲完，可以选择从其中的几个开始）。

1. 突击测试。在实践中，我们会问孩子和父母以下问题以评估他们的电子产品使用情况（因为这些电子产品与睡眠、白天的优先事项排序、健康及幸福有关）。这并不属于官方诊断，只是我们的一种评估方式，我们以此判断不同家庭是否感觉自己与科技的关系良好健康。

负面行为 / 有待改进的表现：

☐ 你是否会在理想入睡时间之前的 30 分钟内使用手机或电脑？

☐ 你是否会在晚上把手机带进卧室，并保持通知打开？

☐ 你是否会因为通知提醒或无法入睡而在夜间查看手机？

☐ 你早起的第一件事是不是玩游戏或上网？

☐ 社交媒体是否会向你推送新闻，或者你是否会主动查看可信的新闻源？

☐ 刷完社交媒体后，你是否会感到沮丧、焦虑，或者觉得自己错过了什么？

☐ 你是否感觉父母的注意力被他们的手机和电脑所吸引？

☐ 手机不在身边时，你是否感觉少了些什么（犹如缺失了身体的某一部分）？

☐ 你的家庭成员会因为电子游戏或手机而关系紧张或发生争吵吗？

正面行为 / 出色的表现：

☐ 你是否每天都去室外活动？

☐ 你是否每天至少锻炼半小时（包括走路上学或上班等）？

☐ 你是否会对电子产品之外的其他活动感兴趣，如建造、绘画、阅读、实验等？你是否能在这些活动中投入足够多的时间？

☐ 你是否会有每日或每周家庭仪式？比如一起吃晚餐、看电影、外出散步或者玩一些棋类游戏。

数一数你的正面和负面行为各有多少项，并一起讨论一下。

2. 共同学习。重点讨论一些关于睡眠的有趣发现或者惊喜时刻。青少年喜欢了解自己的大脑和身体，所以我们应该相信并引导他们的这种倾向。讨论科技巨头们的盈利动机，以及他们如何无视我们的个人利益，这样可以更好地启发青少年。科技公司只想赚钱，青少年则喜欢了解事情的内幕。

3. 制定家庭协议。当青少年掌握了这些信息后，他们往往会像父母一样做出明智决定，明确什么才是合理行为。和孩子讨论每天在某个特定的应用程序上花费多长时间比较合适，然后和孩子商定时间限制，你会惊讶地发现他对这些事情的感知和观点都很不错。最后将你们的商议内容记录在白板上，并确定以下内容。

· 无设备区域和时间。在这些区域和时间之内，需要把手机放在书架、背包或抽屉等指定地点。这样做是很有帮助的。无设备区域和时间可能包括：

用餐期间（室内和室外）。

睡前 1 小时。

开车或乘车时。

彼此交谈时。

问候和告别时（孩子从学校回家，或者每个人都要出门时，等等）。

不要给正在上学的孩子发信息。

· 电子设备的停用时间。理想情况下，要在睡前 30~60 分钟内关闭电子设备。周末与工作日的设备停用时间尽量相差不超过 1 小时。在设备关闭后，将每个人的手机和其他设备放在同一个位置，一直到第二天清晨。

· 限制特定应用程序使用时长和设备使用的总时长。

4. 设置有利于成功的环境和时间表。此处我们强烈推荐下面列举的前 3 条建议。

· 关闭不必要的通知。

· 尽可能把电视和电脑及其他电子设备移出卧室。卧室里的电子产品可能会导致睡眠质量下降，所以我们建议完全不要让这些设备在卧室中出现。

· 如果你有个孩子（约 10~15 岁），那么打造一个“无手机卧室”无疑是明智之举（我们也建议你这么做）。如果你一开始就实施贯彻这一规定，随着时间推移，这个习惯就会越来越容易维持。如果你已经错过最佳时机，感觉事情已不可逆转，请参考下文中“自我激励”的相关内容。

· 为家里每个有需要的人购买一个不发光的基本款闹钟。

· 每天除睡前 1 小时外，尝试不看屏幕 1 小时，坚持两周。或者尝试每周一次，整个半天不使用设备。

· 如果青少年的年龄尚小，可以尝试每天安排一个固定的时间段，让其自由使用他们的电子设备。对所允许的电脑或手机的使用时间，父母一定要做到透明、公开、守信。对养成良好的习惯，只有精确的、可量化的改变才能真正产生效果。

· 全家进行一次为期一天的“不插电挑战”，对挑战成功的人给予奖励，对挑战失败的人则相应地做出“惩罚”，比如必须为每个人洗衣服，或连续三晚准备晚餐。

· 全家一起观看有关睡眠的纪录片，如《屏幕少年》（*Screenagers*）或《监视资本主义：智能陷阱》。

很多父母告诉我们，他们在讨论电子设备和科技时遭遇障碍。他们也曾试图制定规则，严格要求，也曾怒吼或恳求，最终却只能无力地饮恨放弃。我们并没有做出什么过分的举动，但却和孩子越走越远。父母在一个房间，孩子在另一个房间，对着屏幕各自伤心。电子设备本身不会做出改变，但青少年和父母可以选择明智的使用方式去做它们的主人，而不是沦为它们的奴隶。我们不需要被拖进科技的泥潭，我们可以决定何时何地，以何种方式使用电子设备。这些方案可以更好地帮助我们管理电子产品，保障全家健康睡眠。

提高睡眠优先等级的企业实用建议

科技公司可以采取相应措施改善用户（特别是儿童和青少年）的生活。例如：

· 流媒体平台应该为孩子和父母提供关闭自动播放功能的选项，并添加“建议”或“喜欢”功能。Netflix 和其他公司应允许客户创建播放列表，仅播放用户选择的节目，禁止孩子们使用点击可跳转功能。

· 为内容输出平台和游戏设定就寝时间。应该为青少年和父母提供一个简单的选项，让他们可以事先决定自己的游戏和观看时间。在游戏或节目中设置计时器，并在事先确定的结束时间发出通知。

· 游戏开发者在 PSA 文件类型的信息中进行编程，提醒孩子和家长结束游戏。“你的褪黑素想要分泌了，准备好要关机了吗?”用户可能还是会决定再玩一会儿，或再看一段剧情（我们不建议任何人这样做），但至少它开始敦促你朝着正确的方向前进了。

· 康奈尔科技校区（Cornell Tech）的一名研究生做出了一项天才设计，该生利用了行为经济学和心理学原理开发了一款应用程序，采用智能手机持续振动的负强化模式，提醒用户他们已经超过某个程序的使用时间限制。一旦使用时间达到预定限制，研究参与者的手机就会每 5 秒钟振动一次，直到他们点击跳转离开。该提醒策略使参与者投入在 Facebook（该项研究的选定程序）的使用时间平均减少了 20%。我们从此类示例中获得了灵感，利用对良好行为的理解，可以推送消息提醒用户健康使用屏幕和保持健康睡眠。

05 上课时间过早与课业负担过重

一天清晨，菲莉丝·佩恩（Phyllis Payne）早起给女儿喂奶。天还没亮，外面一片漆黑，像许多新晋父母一样，她感觉只有自己才会在这个时间醒来。但她向窗外望去，却看到一群背着书包的孩子在黑暗中穿梭，她认出其中的一个是她家的兼职保姆。

之后她问及此事时，女孩告诉她，当时她和高中同学正在等车。原来，她所在的弗吉尼亚州费尔法克斯县的高中在 7:20 就要开始上课，孩子们最早 17:30 就要起床去上学。

这似乎有失人道。费尔法克斯高中的学生和父母都在抱怨孩子们的身心健康所遭受的损失。父母们对天还未亮就要送孩子去上学感到遗憾和忧伤，而孩子们也经常在课上睡着。一位母亲提及她的儿子成绩优秀，但为了能在第二天 5:50 起床，他每天晚上都要服用抗过敏药物，拼命帮助自己入睡。

费尔法克斯的学生平均每晚只能睡 6.5 小时，20% 的学生经常睡不足

5 小时。学生们的精神和身体都承受着巨大的负担。睡眠不足可能会导致负面情绪，滥用药物，甚至产生轻生念头。

迄今为止已有数百项研究表明，青少年心理健康问题的加重、认知功能的下降及车祸风险的增加都和上课时间过早存在关联。尽管医生、睡眠专家、家长团体、学生及各大医学协会都在有理有据地要求学校做出改变，但提前上课却已然成了高中生的常态。目前，几乎半数的美国公立高中的上课时间都是早晨 7 点，这意味着校车 6 点之前就要去接学生，一些学生不得不在 5 点就要起床。鉴于青少年生物钟的一般性转变，这相当于要求成年人每天凌晨 3 点觉醒。

为什么会这样，我们又该怎样保护孩子的幸福健康呢？

美国学校上课时间改变历程

学校的作息时间表并非一直如此，也曾合理过。在老一辈人的记忆中，学校的上课时间大约是 8:30—9:00，家庭与学校之间的距离往往很近，学生们甚至可以步行或骑自行车上学。20 世纪下半叶，随着人口增长和城市扩张，学校与家庭之间的距离越来越远，学生对校车的需求也越来越大，校车车队给学区带来的开支负担也越来越重。出于成本考虑，学校建立了阶梯式校车接送系统，以便让小学、初中、高中使用同一批校车，这就需要将使用时间交错开来。很多地区都将高中生安排在了第一梯队。校领导认为，他们需要的睡眠比学弟学妹们更少。

步行上学比例减少

1969 年，步行或骑车上学的比例是 48%。

2009 年，步行或骑车上学的比例是 13%。

这样做的结果就是美国高中的上学时间越来越早。例如，在 20 世纪 60 年代，为节省校车开支，弗吉尼亚州费尔法克斯县将高中的上课时间改为 8:15，将小学的上课时间改为 8:45。到 70 年代，高中的上课时间提前至 8:00。文件记录表明，当时的父母已经在抱怨上课的时间过早，孩子们不得不摸黑走出家门去上学。到了 80 年代中期，费尔法克斯高中的上课时间提前到了 7:40，而到了 1996 年，上课时间又被进一步提前到了 7:20。

近几十年来，美国高中上课时间过早已成既定事实，在此期间，人们慢慢将青少年睡眠不足视为可接受的常态。有时候，孩子们的身体还没做好准备，就不得不逼自己从床上爬起来。这种疲惫的感觉我们许多人都记得。父母们一直都感觉事情有些不对：看着孩子们挣扎着起床，带着积极高效的状态出门，又在周末拼命弥补失去的睡眠。

作者希瑟的回忆

我的高中时代在20世纪90年代，我还记得那些冬日清晨，太阳刚刚升起我就站在候车点等待校车，然后我的头发就被冻住了。

这种疲惫感在20世纪90年代得到了睡眠科学界的证实，学校的上课时间与青少年的生理状况存在着明显的不匹配。让我们重新回到第3章的探讨结果，研究表明，青少年需要的睡眠和弟弟妹妹们一样多，甚至更多，并且明显多于成年人。研究揭示了大脑在青少年时期的“重塑”，发现了昼夜节律的延迟。科学家、临床医生、教育工作者和父母开始意识到，青少年并不能只用6~7个小时就神奇地搞定睡眠，这会将他们的睡眠推入极度匮乏的状态。事实上，他们需要更多的睡眠时间，比如9个小时。玛丽·卡斯克敦写道：“生物调节和社会心理的力量共同延迟了睡眠启动时间，然而青春期学生的上课时间又过早，这就导致孩子们的睡眠时间因此被压缩。”

很快，当研究人员观察过早上课的影响时，他们很容易地将其与睡眠不足联系起来。1998年，卡斯克敦先后研究了九年级和十年级学生的睡眠状况，当时罗得岛州九年级学生的上课时间为8:25，而十年级学生的上课时间则为7:20。她发现这几组孩子的就寝时间相同，而7:20上课的孩子觉醒时间更早，并且存在严重的睡眠不足。她当时写道：“学校强行规定的上课时间过早，孩子们如果想要获得足够的睡眠，就要在一个不可能（至少不现实）的时间入睡。”

有些学区意识到了这种情况并做出了改变。在明尼苏达州，当地医学协会向该州的所有教育学监建议推迟高中上课时间，并指出："社会上仍然存在一种错误观念，认为睡眠是可以被妥协的，而不是生理上的刚需。"最早接受建议的是明尼苏达州的伊代纳市，随后明尼阿波利斯公立学校也接受了建议。从 1997 学年开始，明尼阿波利斯市改变了当地七所高中的上课时间，高中由 7:15 上课改为 8:40 上课。这一变化对大约 12 000 名学生产生了深远影响。

反对者认为，如果学校的上课时间推迟，孩子们只会熬得更晚，并不会获得更多实际睡眠。但事实并非如此。明尼苏达大学研究员凯拉·瓦尔斯特龙（Kyla Wahlstrom）在对明尼阿波利斯市的学生进行了追踪问卷后发现，作息时间改变前后，学生们的平均就寝时间并未发生变化，与罗得岛州的学生相似，但是他们在早上可以多睡 1 个小时。

研究人员还发现，孩子们的感受会发生明显变化。当上课时间定为 8:40 时，孩子们产生悲伤或抑郁、对未来无望、紧张或过度担心的概率会降低。孩子们很少再说自己上课迟到、课上睡觉，或在考试、阅读、学习时感到困倦。在一个重点小组中，孩子们普遍表示回到过早的上课时间简直不敢想象。有人将过早上课的感觉描述为："我能听到东西，但我感觉很疏离，很疲惫，没有办法集中注意力。"他们表示，到了就寝时间，无论他们怎么努力，也无法在晚上 11 点或午夜前入睡。在重点小组中，教师们几乎一致认为，学生们的敏锐度得到了提高，不再上课睡觉。校长表示，校园里的纪律问题也有所减少。由于迟到学生的人数减少，管理部门在晨间的拥挤状况得到了缓解。学校咨询老师和校医也表示，在他们接待的学生中，与同学发生冲突或与父母相处困难的学生有所减少。郊区的父母几乎一致支持这一改变。而市区学校父母的反应则相对复杂。最具说服力的一点是，所有父母都表示"孩子变得更好相处了"。亲子关系更加紧密，大家早晨不再匆匆忙忙，彼此之间的交谈也少了很多火药味，现在大家可以进行真正的对话了。

上课时间调整的影响不止于此。4 年后，上课时间较晚的孩子们上学期间的每个夜晚依然能多睡 1 个小时。

在美国疾病控制与预防中心的资助下，瓦尔斯特龙将明尼阿波利斯的研究拓展到明尼苏达州、科罗拉多州和怀俄明州的杰克逊霍尔的 8 所高中，这些学校的上课时间大多从 7:35 改为 8:00—8:55 之间。总的来说，大多数 8:30 上课的学生每晚睡眠不低于 8 小时。在所有研究的地区中，每晚睡眠超过 8 小时的孩子认为自己健康状况良好的可能性更大，并且表示出现抑郁或服用咖啡因、酒精、烟草及其他成瘾性药物的可能性更小。核心学科的平均绩点（GPA）有统计学意义上的增长，旷课和迟到现象也有所减少。

在杰克逊霍尔，当上课时间从 7:35 调整到 8:55 后，高中年龄段驾驶者的车祸发生数量降低了 70%（而同期其他年龄段驾驶者的车祸率保持不变）。弗吉尼亚州的费尔法克斯在将高中上课时间从 7:20 改为 8:10 后，青少年车祸的发生率也显著下降。弗吉尼亚州的切萨皮克也出现了同样的情况，该地高中的上课时间是 8:40 或 8:45，而邻近的弗吉尼亚海滩市的高中则在 7:20 和 7:25 开始上课。弗吉尼亚州车辆管理局的数据显示，工作日期间，弗吉尼亚海滩市的 16~18 岁驾驶者发生交通事故的概率要比切萨皮克高出 19.2%。一项关于弗吉尼亚的另外两个学区的后续研究验证了这一发现，在该项研究中，上课时间更早的高中发生车祸和其他失控事故的青少年数量更多，这些事故的驾驶者往往会在开车时入睡。交通事故问题尤为重要，因为 16~20 岁人群在所有因机动车碰撞而受伤的人群中比例最高。根据美国国家公路交通安全管理局的数据显示，在所有执照的司机中，15~20 岁人群的占比只有 6%，但在美国机动车相关的死亡事故中，该人群占据的比例却将近 20%。

睡眠与驾驶

全世界每年有100万人丧命于机动车碰撞事故。一个成年人如果每晚睡6~7小时，那么发生撞车事故的概率就是每晚睡眠不少于8小时的2倍，而如果睡眠不足5个小时，那么发生撞车风险就会增加4~5倍。分心驾驶是存在于所有年龄段的常见现象。驾驶模拟的研究表明，睡眠不足导致的驾驶障碍产生的后果与血液中酒精含量超标类似。

通过对青少年睡眠需求的了解，并参考有关学生健康和安全的大量数据，我们可以清楚地看到，结束高中过早上课的做法是明智的。对于这件事，我们别无选择。如果你是高中校长、学校董事会成员、教育学监或相关人员，只有将高中的上课时间调整到不早于8:30，才能真正做到“以学生为本”。后勤问题（我们很快会讨论）永远不会比青少年的心理健康和安全更重要。作为父母，如果孩子的高中开学时间早于8:30，那么下一次在市政厅或家长会上讨论学生的心理健康问题时，请举手询问：学校何时才能遵循科学，调整上学时间，迈出这明确且效果显著的第一步。

疫情前后的作息时间变化

“不得不说，上午9点上课的感觉真好！”

“学校能上午八点半开始上课真是巨大的改进。这就像是一场变革。我们以前是怎么做到的？”

“自从开始居家在线学习，我的女儿就像进入了天堂。早晨6点起床上学对她来说太残酷了。对我们来说，即使是从8:00调整到8:30，也会给生活带来很大改观。”

“我们换了一所上学时间为上午9点到下午4点的学校。生活的的确确发生了很大变化！”

现在，我们必须改变学生的上课时间。

上课时间过早对学习的影响

之所以要迫切地改变学校的上课时间，固然是因为睡眠不足对青少年心理健康和安全的巨大影响。但除此之外，过早上课还会妨碍孩子上学的最主要目标——学习。学生们在7:45上课，就如同是坐着漏水的船在知识的海洋上航行，他们立刻就会处于劣势。

上课时间过早影响学习的原因可以归结于以下几点。

时间节奏不适合青少年大脑。要求青少年在破晓时分起床，在早上

8点之前上课，就是要求他们在生物钟尚未发出警觉信号的情况下进行学习。对于许多青少年来说，由于起床时间过早，他们体内诱导睡眠的化学物质依然在发挥作用，这使他们处于半麻痹状态，大脑前额叶区域的工作能力被大打折扣。这就相当于让成年人每天凌晨4点起床，并且要求他们参加一个有关光合作用的讲座。一项使用脑电波扫描器（EEG）的针对纽约市高中生的研究报告显示，10:30左右是大脑的敏锐度和记忆力最强的时间，而8:00—9:00时敏锐度较低。研究人员建议，对于青少年来说，“最佳的学习时间是上午10点左右”，参考前文中青少年睡眠相位延迟的相关知识，这种说法不无道理。我们希望孩子们关心学习，保持专注度和记忆力，并充满灵性。但是，我们却给他们设置了不健康的条件，捆住了他们的手脚。一项有关芝加哥公立学校的研究发现，如果孩子们的第一节课是数学，那么数学成绩就会更差，如果第一节课是英语，那么英语成绩就会更差。

学校实用建议：敏锐度和学习的最佳时间

青少年不仅需要调整上课时间，还需要清晨明亮的室外阳光来保持内部时钟同步，而且大多数人都要到上午的晚些时候才能记住信息、进行创造性思考，并提高敏锐度。要如何利用这一点来帮助孩子呢？首先，在室外开始一天的学习生活。这可能意味着大家围坐一圈进行签到，开始上体育课或绕着跑道散步，或者简单地播放音乐，给孩子们完成任务的时间——关键是要在室外。清晨的阳光（最好不要隔着窗户）会唤醒大脑的内部时钟，改善情绪，并提高孩子们夜里的睡眠质量。在早上第一时间（8:00—9:00），不应进行严格的学术课程和测试。成年人往往因为自己是“早起鸟”，就认为青少年在清晨也会表现良好。但由于他们内部时钟的时间较晚，情况往往并非如此。

脑力消耗殆尽。早起根本无法满足孩子的睡眠需求，我们知道，这会影响他们的学习。例如，在一项有关新加坡顶级中学高中生的研究中，研究人员将孩子们的睡眠限制在每晚 5 小时并持续一周（这种做法看似极端，其实不然，许多青少年的实际睡眠时间就是这么少），结果发现这些孩子的注意力、记忆力、执行力和情绪的积极性水平变得较低。不仅如此，即使后续经历了连续两晚的恢复性睡眠，影响依然存在，这表明只依靠周末睡懒觉的自发性弥补并不是一个有效的解决方案。在我们睡眠不足时，前额叶皮层的高级功能关闭，能量被转移到生存所需的基本功能上，我们就很可能出现这种思维和感觉上的迟缓。是的，即使青少年睡眠不足，他们也依然可以走动、谈话并活动身体，但是他们复杂的大脑却无法如愿发挥全部功能。有些孩子原本觉得上课很无聊，并且要花费很长时间才能完成家庭作业；但当他们拥有了良好的睡眠之后，往往会惊讶地发现，课堂内容竟然变得有趣，家庭作业也变得容易了起来。

不出所料，相关研究已经发现了睡眠和成绩之间的内在联系。平均成绩 B 级及以上的学生的睡眠时间明显多于 C 级及以下的学生。我们曾在第 3 章中提到，一个每晚睡眠为 7 个小时的青少年如果被早起的闹钟强制叫醒，他就会错过 2 个小时的快速眼动睡眠。快速眼动睡眠又称梦眠，是处理情绪和保持心理健康的必要环节，也是记忆形成、洞察力和创造力培养的关键所在。换言之，快速眼动睡眠是保障学校生活的关键因素。

在以色列某中学的实验中，一组学生的上课时间被定为8:30，而其他组同龄人的上课时间则被定为7:30。在每星期结束时，对各组学生的注意力和敏锐度进行测试。比早起的同龄人每晚多睡1个小时的晚起组在注意力测试中的表现明显更好，更少出错，反应也更为敏捷。

非白人孩子和低收入家庭孩子特别容易出现睡眠不良的情况。最近，一项针对低投资度社区小学生的研究发现，表现出睡眠不足的孩子更容易出现行为问题和学习成绩问题。

社会时差。开学时间越早，一天的时间安排与青少年自然时钟的同步性差异就越大。工作日的睡眠越匮乏，周末补睡的压力就越大。想象一下，两个高中生的学习量相同但上课时间不同。我们已经在研究中看到，无论上课时间是什么时候，孩子们的就寝时间往往会保持不变。因此在这种情况下，我们先假设两个孩子都在晚上11点入睡，并在上学所需要的时间觉醒。再假设他们每晚所需的睡眠时间是9小时，我们以此计算他们在工作日的睡眠缺失。

学生甲（7:45上课）

工作日觉醒时间：6:15

工作日入睡时间：23:00

工作日睡眠总缺失：8.75小时

学生乙（8:45上课）

工作日觉醒时间：7:15

工作日入睡时间：23:00

工作日睡眠缺失：3.75小时

到周末时，学生甲缺失 8.75 小时睡眠，而学生乙缺失 3.75 小时（情况还不错）。学生甲可能觉得需要在周末多睡一会儿，如在周六和周日的早上睡到 10:00。如果我们假设学生甲周末的入睡时间是午夜，那么每晚的睡眠时间就是 10 小时。这感觉很好，但我们已经在第 3 章中了解到，这种社会时差意味着内部时钟艰难地重新定向，因为在周末，阳光、饮食、行为模式和社交线索都已经发生重大改变。该名青少年几乎穿越了 4 个时区，就像从阿拉斯加飞到了纽约。学生乙在周末时则会有一个很好的选择，可以每天早晨只多睡 1 小时，睡好两晚就可以补足一周缺失，保持内部时钟的正常运行和调节。

事实上，《美国医学会儿科学》（*JAMA Pediatrics*）在一项研究中，使用活动记录器（一种追踪睡眠和活动时间的设备，普通手表大小）对高中生的睡眠进行了追踪，结果发现，上课时间更早的孩子在工作日睡得更少，在周末睡得更多，这也就表明他们的社会时差更大。玛丽·卡斯克敦发现，罗得岛州的高中生如果在某一周教学日的睡眠较少，并在周末有着更多的睡眠延迟，那么他们的成绩也会更差，同时，在白天的困倦感和抑郁情绪也会更强。

在此，我们不妨大胆设想一下最适合青少年的作息时间。如果学校的作息时间表做到与青少年生物钟节律真正同步，那会是怎样的呢？英国的一所高中进一步评估了大多数青少年的最佳学习时间，并根据评估结果制定了学校作息时间表，将开学时间从 8:50 调整到 10:00，如果家长愿意，还可以选择提前 1 小时放学。不出所料，学生的患病率减少了 50%。延迟上课时间使青少年获得了充足睡眠，降低了他们的压力水平并减少了社会时差，这些结果全都有利于保持免疫功能的健康。新西兰的一所高中做出了一项创举，他们打破常规，将最高年级学生的上课时间改为 10:30，我们都知道，这个阶段学生的睡眠匮乏问题已经相当严重。

通过睡眠平衡不公平的竞争

不健康的上课时间似乎还会致使教育中的不平等现象长期存在，而推行健康的上课时间则有助于消除这些不平等现象。例如，提前上课对搭乘校车的学生影响更大，因为乘坐校车要比开车去学校花费更长时间。有些孩子的家离学校更近，他们或者由父母开车接送，或者自己开车上下学，这样他们就可以在早上多睡一会儿。事实证明，通勤时间每增加 1 分钟，学生的睡眠损失就会增加 1.3 分钟。华盛顿大学的研究人员发现，高中上课时间延迟后，一所贫困生比例高达 88% 的学校出勤率得到了明显提高。

布鲁金斯学会（Brookings Institution）发布了一份关于改善教育政策的报告，该报告认为，推迟开学时间对弱势学生有利。他们的分析发现，对于低收入家庭的孩子来说，上课时间过早的影响不亚于被分到了一个不称职的老师班上。他们指出，推迟上课时间后，学生的阅读和数学成绩有所提升，但“弱势学生受益最大，其效果大概是普通学生的两倍”。

早起对依赖公共和学校交通的孩子影响更大。针对高中的调查发现，如果一所学校中出身中高等收入家庭的学生较多，那么该校上课时间健康的可能性就更大。如果我们知道睡眠可以为孩子的身心健康打下更良好的基础，那么我们就会认识到，采用健康的开学时间显然是对所有学生基本需求的一种尊重。每个家庭都应该获得清新的空气、纯净的水、有营养的食物和充足的医疗保健，同样的，每一名在校学生也都应该拥有合理的作息时间，可以获得健康的睡眠。

美国儿科学会在 2014 年发表声明，建议初高中上课时间不早于 8:30。其中的原因不难理解，声明指出，青少年睡眠不足是“一个重要的公共卫生问题，严重影响到美国初高中学生的健康和安全，以及学业成就”。美国睡眠医学会和美国疾病控制与预防中心等机构也建议为青少年制定健康的上课时间。

2015 年，西雅图的一众公立学校做出了全美国范围最大的响应，这些学校纷纷要求从 2016—2017 年度开始，为青少年制定健康的上课时间。该市所有的公立高中和大多数初中都将上课时间调整为 8:45。学校董事会副主席表示这件事“对我们的学生来说是一个伟大胜利，它将促进大批公立学校从学生利益出发，对上课时间做出合理调整”。

华盛顿大学的研究人员对西雅图的学生进行了研究，发现他们的睡眠时间增加后，迟到和缺勤的情况有所减少。他们还跟踪了改变前后孩子们在生物课（核心课程之一）上的表现。上课较晚的一组得分高出其他组 4.5%，研究人员和教师指出这可能存在着本质差别。研究人员就这一变化进行了采访，生物老师指出 7:50 开始上课时，学生们打着哈欠，很难集中注意力或进行有效的讨论，而在调整之后，孩子们能更好地参与到“更深入的思考和科学讨论”中。旷课和迟到现象也有所减少（如前文所述，家庭平均收入较低的高中尤为明显）。

青少年将睡眠握在自己手中

吉莉·多斯·桑托斯（Jilly Dos Santos）是密苏里州哥伦比亚市的一名高中生。2013 年，当听说为解决校车问题，自己所在的高中正考虑将上课时间从 7:50 改为 7:20 时，她采取了一项行动。她在 Facebook 上创建了一个群组并写下了一份请愿书，与“晚点儿上课”（Start School Later）组织进行了联系，并在校董事会上组织了大量同学提出反对意见。一名高中生告诉董事会：“出于自身考虑，我已经加入了太多俱乐部，我无法调整到最佳状态。我根本不会（那么早）去上课。我恳请你们，不要让我 7:30 去上微积分课。”最后，董事会投票反对了这一改变。不仅如此，多斯·桑托斯的举动还为学校选择健康的开学时间提供了进一步支持。密苏里州哥伦比亚市公立学校投票决定将高中的开学时间调整为 8:55。《纽约时报》发文报道了多斯·桑托斯为了青少年健康所做出的倡导工作。

2019 年，随着 SB 328 法案的通过，加州率先对高中生的上课时间做出规定，该法案要求初中生的上课时间不得早于 8:00，高中生的上课时间不得早于 8:30。在改变之前，一项针对加州各大学区传统高中的调查发现，样本中只有 5% 的学校上课时间符合美国儿科学会的建议。约一半的学校的上课时间是 7:00，而在希瑟居住的洛杉矶西部，部分学校的上课时间是 7:15，圣莫尼卡和卡尔弗城学区及一众独立学校已经将时间改为 8:30。在疫情出现之后，这样的举措显然是对学生的有力支持。希瑟的当地高中也友好地将上课时间从 7:50 调整到 8:30，这一点尤为重要，因为来自全市各地的孩子们经常在危险的太平洋海岸公路上驾驶。

为什么会有人反对？

一方面，人们一向不重视上课时间合理化带来的健康和安全收益。而另一方面，现状的力量，对改变的恐惧，对预算、运动时间安排及其他问题的担忧，却成为进步的阻碍。

有人认为，上课时间的调整将会导致校车使用时间冲突，学区将需要调配更多的校车并雇佣更多的校车司机，因此他们并不赞同调整。然而，许多地区已经找到了不影响成本的调整方法，而其他地区则决定加大投资，引进更多校车，提高预算成本。在费尔法克斯，综合考虑了几个不同方案后（包括一个不影响成本的方案），最终决定在 1 600 辆校车的基础上再增加 27 辆新校车，由此产生的成本约为 500 万美元（该区域的交通预算远超 1 亿美元）。这里我们需要补充一点，学区的总预算是 25 亿美元。

调整作息时间表的另一个问题是，这会使孩子们的体育运动受到影响，有人担心放学时间的推迟可能会与下午的体育活动发生冲突，这意味着练习时间可能也要缩短。父母担心孩子们回家时间可能会变晚，哥哥姐姐们可能无法在下午照顾他们的弟弟妹妹。这意味着父母、学校和教练需要通力合作，发挥出各自的创造力，才能更好地应对变化、解决问题。有些学校原有的练习和比赛时间依然适用，或只需要进行微调。其他学校则努力协调各地区体育活动的开始时间，使同一联盟学校的时间安排大体一致。在日落较早的季节，增加室外场地照明以便晚间练习，学校提供运动前后的护理服务，并战略性地重排学校的课程时间，以适应学生运动员的需要。这些举措都可以作为后勤问题的创造性解决方案。做出改变的学校已经找到了控制成本的方法，在保证孩子们在体育和课外活动中充满活力的同时，为幼儿园至十二年级学生提供了合适的上课时间。

在明尼阿波利斯的高中改变上课时间后，新时间表对体育活动的影响的确引起了人们的关注。有些队伍的训练和出行时间较长，部分教练确实有过抱怨，但体育和其他课后活动的总体参与情况保持不变。整体来说，教练和活动负责人还是对这一变化感到满意的，他们还注意到，孩子们在一天的活动结束时精神状态更好。在美国运动之城康涅狄格州的威尔顿，这一变化遭遇当地理事会的强硬反对。他们坚持认为，对体育时间的任何更改都会导致威尔顿高中被逐出体育联盟大会，这个代价是其他潜在收益无法弥补的。但最终，在这一改变实施后，威尔顿高中就迎来了自己最出色的一个运动季，学生们对课外活动的实际参与度也得到了提升。唯一的问题是，有些要参加客场比赛的学生不得不提前下课，而有些学生参加的运动项目不止一项，但对于这种日程安排过满的学生来说，采用任何上课时间都很难完美协调。研究表明，在大多数情况下，上课时间的推迟并不会导致参与活动的人数减少。

许多体育老师和教练都注意到这种时间调整为高中运动员带来的切实收益。例如，拥有48个运动队的圣乔治学校是一所兼具寄宿和走读制度的大学预科学校，在该校将上课时间调整为8:30后，该校的体育部主任和首席教练表示："这是学校有史以来做得最棒的事情之一。"事实上，体育教练本应是健康上课时间的最大支持者。因为我们知道，睡眠可以提高运动成绩，降低受伤风险。当大学游泳队和篮球队的睡眠时间达到10小时时，他们的反应速度和运动表现都得到了明显改善。波士顿红袜队在芬威公园建造了一个"睡眠室"供球员睡觉，从而使球员们获得竞争优势。睡眠可以增加体内的生长激素和睾酮，使人更加果断、敏锐，更有耐力。如今，美职篮（NBA）、棒球大联盟（MLB）、奥运队和其他运动团体已纷纷聘请睡眠顾问，我们又有什么理由不保护和优化高中生睡眠呢？当表现优异的运动员与奖牌获得者理解并大肆宣扬睡眠的价值时，7:30上课的学生运动员却只能睡6个小时，这其中肯定有问题。良好的睡眠可以减少伤病并提高赛场表现，我们的高中生运动员也应该享受到这些收益。

费尔法克斯的"睡眠"组织（SLEEP）从上课时间较早和较晚的学校中各选取了一名学生进行对比，并比较了二人各自的日程安排，结果发现二人体育练习的时间差距并没有那么悬殊。出于各种原因，许多学校的训练要在放学1个多小时后进行。请参考下一页中两所高中课程时间安排的比较，并确定哪种方式看上去更人性化。

简（Jane）是一位来自劳登县的妈妈，以下是她的立场："我们喜欢晚上课的作息时间。这种高中生的课程时间安排政策显然有着大量的研究支持。他们在这个年龄段需要更多的睡眠。我和孩子们从来没有像其他家庭那样，在早上因为起床问题发生过争吵。"

从长期看，有利于身心健康的改变往往也会带来经济上的收益，也正因如此，我们对在部分推迟上课时间的团体中出现经济收益的增长并不感到意外。兰德（RAND）公司的研究人员针对学习成绩的提高和车祸率的下降，对推迟上课时间的收益进行了计算（例如，睡眠平均每增加 1 个小时，高中生的毕业率会增加 13.3%，大学入学率会增加 9.6%），并得出以下结论：如果将美国所有高中的开学时间都调整到 8:30 或更晚，在此后 2 年里美国将会获得 86 亿美元的增益。10 年之后，此收益将会上升到 830 亿美元，15 年后将会达到 1 400 亿美元。他们在报告中指出，这可能只是一个保守估计，因为它并未考虑增加睡眠的其他方面的增效，包括减少心理健康问题、降低肥胖和潜在的心脏病等身体疾病的发生率等。根据布鲁金斯学会估计，推迟初高中上课时间的效益与成本比为 9∶1。该学会指出，学校的改革者和决策者经常讨论宏观的改革，如扩大特许学校或实施更严格的标准以提高学生成绩，但他们忽略了课程时间安排这种更"平凡"的改革，但这样的改革却可能会用较低成本产生巨大影响。

劳登县高中的上课时间是 9:00。费尔法克斯县高中的上课时间是 7:20—7:30。两地学生的作息时间安排如下表所示。

<table>
<tr><th>肖恩（Sean）
（劳登县高中学生）</th><th></th><th>玛利亚（Maria）
（费尔法克斯县高中学生）</th></tr>
<tr><td>睡眠</td><td>5:00</td><td>睡眠</td></tr>
<tr><td>睡眠</td><td>5:30</td><td>闹钟</td></tr>
<tr><td>睡眠</td><td>6:25</td><td>等待校车</td></tr>
<tr><td>睡眠</td><td>7:00</td><td>到达学校</td></tr>
<tr><td>闹钟</td><td>7:30</td><td>微积分</td></tr>
<tr><td>等待校车</td><td>8:25</td><td>微积分</td></tr>
<tr><td>微积分</td><td>9:00</td><td>西班牙语（预科）</td></tr>
<tr><td>西班牙语（预科）</td><td>10:35</td><td>午餐</td></tr>
<tr><td>午餐</td><td>12:12</td><td>文学（预科）</td></tr>
<tr><td>文学（预科）</td><td>14:05</td><td>放学</td></tr>
<tr><td></td><td>15:15</td><td>开始越野训练</td></tr>
<tr><td>放学</td><td>15:45</td><td></td></tr>
<tr><td>开始越野训练</td><td>16:00</td><td></td></tr>
<tr><td></td><td>17:30</td><td>训练结束</td></tr>
<tr><td>训练结束</td><td>18:00</td><td></td></tr>
<tr><td>和家人共进晚餐</td><td>18:30</td><td>和家人共进晚餐</td></tr>
<tr><td colspan="3">早上上课时间较晚的青少年与时间较早的同龄人在夜晚的入睡时间基本相同，睡眠时间确实更长。睡眠启动所需的褪黑素在青少年大脑中达到峰值的时间较晚，通常是在23:00左右</td></tr>
<tr><td>熄灯</td><td>23:00</td><td>熄灯</td></tr>
<tr><td>睡眠8.5小时</td><td></td><td>睡眠6.5小时</td></tr>
</table>

信息来源：费尔法克斯的“睡眠”组织。

改变时间安排的灵活解决方案

在训练场上安装照明设施

对需要在白天训练的体育生，将一天的最后一节课时间设为弹性时间。

2021 年，宾夕法尼亚的加尼特瓦利高中将上课时间改为 8:35，并保持 14:35 的放学时间不变，但改变了课程安排，提高了灵活性，增加了学生的“非同步”学习时间。

通过调整上课时间以改变现状，这种想法并不能完全用成本和运动日程安排来解释，这似乎冒犯和激怒了一些人，他们的反应令人惊讶。其中是否存在迎合或溺爱青少年的深层原因，青少年是否应该克服一下困难，这是不是对科学影响基本日常生活的否认与愤怒？我们不妨认真想一想，一边是孩子们的健康安全及长期的经济利益，另一边是改变课程时间安排所需的初始资金投入和后勤工作的不便，孰轻孰重，再明显不过。因此改变的阻力源自情绪，而非理性。我们在很多研究的评论中也可以看到这一点。对青少年睡眠不足带来的有害影响的最新研究，大多数评论是“是的，这很有道理”，但有些评论的态度出奇的消极。凯拉·瓦尔斯特龙致力于研究明尼苏达州所做出的改变和获得的收益，她认为即使事实摆在眼前，出于政治考虑，担任行政职务的领导人也多少有些不想冒险并害怕反弹。这种犹豫不决的结果就是不作为，她表示：“改变会让大多数人感到不安。”

小学生应该早上课吗？

解决高中上课时间问题的一个方法，就是重新安排校车的时间阶梯，将小学生的上课时间提前。小学生自然倾向于早睡早起，所以这种做法可能是有道理的。事实上，最近一项针对科罗拉多州丹佛市樱桃溪学区上课时间变化的研究发现，该学区小学的上课时间提前了1个小时，即调整为8:00，这样就可以将初中和高中的上课时间分别调整为8:50和8:20，低年级孩子的睡眠时间维持不变，而高年级的孩子则会因睡眠增加而从中受益。对于小学年龄段的孩子来说，对“过早”的判定条件还有待确定。小孩子也需要充足的睡眠。事实上，许多小学低年级的孩子每晚需要睡11~12小时，所以过多削减小孩子的睡眠时间并不明智。为了便于说明，让我们来看一张幼儿园至小学二年级学生及初中生的健康睡眠时间表。

低年级小学生

就寝时间：19:30

觉醒时间：7:00

睡眠需求：每晚11~12小时

初中生

就寝时间：21:00

觉醒时间：7:00

睡眠需求：每晚10小时

> 提前小学生的上课时间，延迟初高中学生的上课时间，这种做法具有一定的可行性，但学校应该谨慎，不要过分提前。如果让小孩子在8:00之前就开始上课，还特别要考虑学生家距离学校过远的情况。

在弗吉尼亚州，多年来致力于调整学校上课时间的菲莉丝·佩恩看到了这种阻力。在她得知在她家兼职保姆的高中女生需要在天亮前等车后，她又了解到自己认识的另一名学生患上了单核细胞增多症，并无法痊愈。该学生原本很健康，在学校的运动队担任队长，但她当时并没有恢复的迹象。菲莉丝如今还能回忆起自己当时的想法：这个可怜的姑娘需要多睡一点。尽管家长、学生、儿科医生等不止一次要求推迟 7:20 的上课时间，人们收集了数千个签名，成立了宣传小组，提出明确证据，证明过早的上课时间会给孩子造成身心伤害，但一直到近 20 年，学校董事会才批准这一改变。作为一名新晋妈妈，在菲莉丝第一次意识到该问题时，她就听说美国家庭教师协会（PTA）已经提出过这个问题了。当时的菲莉丝以为，显然不用等到女儿上高中，问题就会得到解决。但事实上，当费尔法克斯将上课时间推迟到 8:10 时，她的女儿已经高中毕业了。

学业负担和学习压力过大

在康涅狄格州格林威治的一次学校董事会会议上，人们就上课时间的变动问题进行了激烈讨论。其中的一名董事会成员指出："我们讨论的是是否应该更改上课时间，但我认为真正的问题在于，如何减轻学生压力……改变上课时间只是其中的一部分，另一部分是我们的家庭作业量，以及学生的预科课程数量……”

为学校设定合理的上课时间是具有重要意义的一步。但是，减轻学生负担对恢复学生的良好睡眠同样具有重要意义。世界各地高中生的负担都在日益加重，孩子们要面临课程、各类活动及其他学术任务的多重压力，往往会影响其健康。“多多益善”的态度给青少年带来了压力，使他们几乎完全告别了平衡和健康的睡眠。许多青少年都感觉到生活并不掌控在自己手中，因为他们所做的一切都是在为了未来的目标努力，是由父母、老师、校长和教练决定的。教育改革并不在本书探讨的范围之内，但如果我们不讨论如何将孩子们的学术生活与身心健康等其他目标协调一致，我们就无法真正提高青少年的幸福感、自理能力和睡眠质量，并让他们的心灵更加平和。

我们来看一下青少年睡眠的另一大影响因素——家庭作业。人们在研究后达成这样一个共识：小学生的家庭作业对学业几乎没有任何帮助，而且还会引发家庭冲突并打击孩子上学的积极性。然而几乎每所小学都会布置家庭作业，这种要求从幼儿园就开始了。希瑟曾向小女儿的老师们问起过此事，最让她感到震惊的回答是，要求增加孩子们作业量的是家长。他们担心如果不做作业，孩子们可能会跟不上进度。高中的家庭作业作用有限，每晚花费在作业上的时间过多可能导致孩子的压力增大，家庭时间和睡前放松时间减少，睡眠也随之减少，这样就会使孩子受到伤害。研究人员对加州多所重点高中进行了调查，结果显示，孩子们平均每晚花在家庭作业的时间超过 3 个小时（许多报告显示远超 3 小时）。超过半数的孩子表示自己的压力主要来自家庭作业，研究人员发现，学生们受到的压力与他们的身体健康状况存在联系，这些健康状况包括偏头痛、胃溃疡及其他胃病、睡眠不足、疲惫，以及体重下降。许多孩子表示，这样的忙碌基本毫无意义，他们不喜欢这样的生活。他们还认为家庭作业影响到他们的个人爱好。一位 3 个孩子的母亲告诉我们，因为孩子的家庭作业过多，她在新泽西州成绩优异的校区发起了一个请愿活动，她的孩子在读高三，因为考试和项目安排，他一天的家庭作业有时要写7个小时（必须澄清的是，这里并不是夸张，而是实实在在的7个小时）。她和儿子就预科课程进行了一次开诚布公的交流，她说出了自己对儿子负担过重的担忧，最终她儿子决定减少所修的预科课程。他希望最终进入医学院读书，这也说明了高中生的志向并非一定要通过超额的学业负担来实现。

实用学校建议：重新思考并设置家庭作业上限

我们经常认为给学生布置大量家庭作业是一件天经地义的事情，是教学工作的必要一环。但如果学校能够以学生为本，灵活布置有限的家庭作业，并将课堂所学内容与现实世界联系起来，结果会不会更好？各所初中和高中是否可以重新考虑自己的家庭作业政策，将作业的重心从数量向质量倾斜？与其布置20道课堂上已经讲过的数学题，能不能改成只布置5道，节省出的时间让孩子们与家人和朋友出去玩一玩（并睡个好觉）？作业的内容是否可以是收听一段工程师利用数学原理设计最新宇宙飞船的播客？

从身体发育和大脑功能的角度来看，为减轻学生压力，学校可以参考我们保护健康睡眠的建议做出改变：增加学生的自主选择权（给学生一种掌控感以增加其自我控制感，减少焦虑和抑郁），并更加注重发掘孩子闪光点，而不是简单培养记诵和通过达标。许多学校的课程和课堂的教学理念都很陈旧：课程内容完全由成年人选择，单薄且混乱，用铃声表示上下课（往往过响过早），并惩罚课堂上的越轨行为。这种教学方式缺乏智力刺激，学生的快乐度较低，致使睡眠时间也较少。

就连美国大学委员会的首席执行官也在《大西洋月刊》（*The Atlantic*）上写道：

如今，一般大学的申请书上学生课外活动的栏位都有8~10个。学生和家长都相信，填的栏位越多越好。但是，繁多的课外活动只能培养忙碌的平庸，而无法造就持续的卓越……麻省理工学院最近对其申请书进行了修订，新申请书只包含4个课外活动栏位，并且他们的招生人员正在评估是否可以将栏位改成3个。更棒的是，该校的申请书上还取消了九年级课外活动的所有栏位。麻省理工学院认为，应该给九年级留出更大自主空间。在这一年，学生们可以改变自己的想法，尝试不同事物，无须考虑个人的行动轨迹。

有趣的是，当我们问父母对孩子的最大期望是什么时，他们几乎从不会说“我希望他能进入排名最好的大学”或“我希望她能赢得游泳比赛”。他们的回答是“希望他生活幸福”“希望她喜欢自己的生活状态”“希望他成为一个善良的人，帮助他人”。然而，许多孩子的解读却是，他们需要获得最高的绩点，修完最多的预科课程，活动越丰富、志愿者时间越多，他们就越成功。这种现象被治疗师马德琳·莱文（Madeline Levine）称为“大众错觉”，它会给部分孩子带来极大的压力。

作者朱莉的反思

现在我常常反思当时的他会如何解读我的那些话，这成了我的一个心魔。如今他已经长大成人，他和我说起高中的压力和各种时间挤压，我告诉了他这让我有多难过。但我依然很难想象他在对抗这种体制的挣扎。不只是父母，他从学校、同学、亲友圈乃至全世界都听到了相同的信息。这是一件值得思考的大事。如果能回到过去，我会和他进行一次对话。至少在那时，我们可以共同认清眼前的巨大困难，认准方向，采取一些具体的措施，扭转他严重失衡的生活。他不仅需要更多的睡眠，还需要更多的时间来做一个人，做一个青少年，做一个需要精神空间来思考这个年龄出现的所有重大人生问题的孩子。身为心理学工作者，我们在工作时也会遇到这种状态下的家庭，与他们进行的这些对话，对我们彼此而言都是一种治疗。

职场年轻人的睡眠状态

在我们的咨询工作中，也会遇到由于工作安排而导致睡眠严重不足的职场年轻人。许多年轻人从事多份工作，每周的总工作时长往往达到 60~80 小时。从消防到投行，有很多职业每周的工作时间都可以轻松超过 100 小时。

在这样的时间安排下，人们完全无法获得足够的睡眠以保持健康和感觉良好。他们不再奢望有时间锻炼、开展兴趣爱好或是和爱的人一起相处，他们甚至连放松娱乐的时间都没有。真正令人难过的是，这种疯狂的工作作息安排并不能创造价值。企业只需减少工作时间，就可以在节省开支的同时提高生产效率和质量。当员工得到充分休息，生活得以平衡，他们在工作中的表现和内在价值就会大幅提升。但是职场往往有着很大的惯性，不愿做出改变。这也与职场新人认为自己需要展示出吃苦耐劳的品质的心态有关。他们以此作为一种成年仪式。讽刺的是，这种做法如果不被加以控制，企业也会受到影响。

让运动的目的回归快乐

青少年体育已成为一项价值数十亿美元的产业，而私人教练、俱乐部球队的高额学费、旅行费用都是产业的一部分。孩子们很小就开始专攻体育，每天要花费大量时间进行训练，去参加比赛的路上还要花费大量的时间和金钱。如果你真正希望体育成为家庭生活的一部分，这当然很棒。但也有家庭表示，这也会产生倦怠并影响生活平衡，或者他们只是为了大学的申请。事实上，70%的孩子在13岁左右就不再参加有组织的运动项目了。

体育不应只属于运动精英们，其精髓在于练习和锻炼，让我们在游戏中收获乐趣。一些青少年会告诉我们："哦，我不打棒球。"或者说："我不是篮球运动员。"但游戏就是游戏，并不一定需要成年人的组织。加入娱乐联盟或基督教青年会（YMCA），或者只是去投个篮，踢踢球，和朋友们玩一玩橄榄球。你完全可以自己决定！

在韩国，激烈的学业竞争导致孩子们根本无法获得健康睡眠。放学后，许多孩子还要去私人辅导机构学习，他们经常要在那里学到晚上 10 点，回到家后，他们还要继续学习。一项针对韩国学生的调查发现，工作日里有一半的学生补课至半夜，大多数学生在周末和假期还要上辅导课。韩国高中生的睡眠严重不足，测量结果显示，有些地方的每晚平均睡眠只有 4.9 小时。这给韩国社会带来了巨大代价，韩国居高不下的自杀率也与此有关。研究表明，每晚睡眠时间少于 7 小时的韩国孩子产生自杀倾向的概率是睡眠在 7 小时以上孩子的 1.5 倍。

是不是要想让孩子得到充分的教育就一定会产生有害压力并牺牲睡眠，是否存在其他更好办法呢？在芬兰，孩子们上学的年龄更晚（强调游戏），每天的课程较少，但对内容的学习较为深入。孩子们长时间与老师在一起，这样他们彼此之间就会发展出一种亲近的关系。孩子们的上课时间接近上午 9 点，并且很少进行标准化考试。这一教育制度的重点在于深入、复杂的思考，而非死记硬背。一项有关世界各地家庭作业的研究发现，芬兰 15 岁孩子每周花费在家庭作业上的时间不足 3 小时，但他们每项学术指标的表现都优于美国同龄孩子。即使与排名最高的国家（含亚洲）相比，芬兰的表现也异常出色。在联合国儿童基金会对世界各地儿童福祉的评估中，欧洲国家名列前茅。荷兰、瑞典、丹麦、芬兰、西班牙、挪威和德国在总体主观幸福感、教育、健康和其他影响孩子生活质量的指标上排在前列。而美国和英国则排名垫底。

父母在家里能为青少年做些什么？

选择有利于孩子健康的学校。你或许可以选择孩子去哪所学校就读。这时，你可以选择一所上课时间健康并离家较近（如有可能）的学校，学校尽量满足以下条件：上课时间不早于 8:30，提供大量的室外活动时间和体育锻炼，拥有限制家庭作业的政策，不鼓励学生选择过多的预科课程，提供非传统课程的教学，允许学生做出选择，对青少年需要睡前放松时间、游戏时间和家庭时间的观点持赞成态度。最近，一位家长告诉我们，她儿子的高中安排了 1 个小时的午休时间，为了让孩子们享受真正的午休，家长不得安排辅导，也不允许孩子上强化班和体育课。

选择限制作业时间。询问老师完成作业所需的理论时间，并结合孩子完成作业的实际时间与老师进行沟通。和孩子探讨如果选择按时睡觉并放弃完成作业会有什么后果：世界会崩溃吗？还是会让他们能在未来更加有效地利用时间，不再被迫疯狂熬夜？为了按时上床睡觉而放弃作业，可能意味着成绩会在短期内下滑，但如果能够长期坚持，这些青少年的学业会更加成功。

重新思考精力分配。重新思考你参加的活动和你所承担的责任。哪些是你需要（如项目学习）或喜欢的（如社团或爱好），是否可以放下其他东西，将自己的节奏适当放缓？在如今的社交媒体环境下，人们似乎随时都要做点儿什么才能彰显自己的存在感，但我们发现，相比总是亦步亦趋地跟在别人身后忙得不可开交，许多孩子和父母在只选择一两项活动时更加快乐。

了解睡眠对工作效率的促进作用。一个关于睡眠的惊人真相是：当你睡得好时，效率就会成倍提高。一个青少年如果每天只睡六七个小时，就会经常拖延，并且在作业上花费大量时间。如果他 / 她能够睡上 8~10 个小时，就可以花更少的时间提前完成作业。其思维会更加清晰，更富有创造力，也会更加享受这种状态。睡眠不足会降低效率，然后使人更难按时睡觉，形成恶性循环。注意到这一点，我们就可以通过改善睡眠来打破循环。

牢记 F-O-N-D 家庭模式。我们在第 4 章中介绍的 F-O-N-D 方法（家庭仪式、开放游戏、亲近自然和睡前放松时间）是缓解压力和负担的重要方式。最近的某天课间（受疫情影响，孩子们需要在家中上网课），希瑟配合女儿完成一项学校作业——研究蟑螂与杀人蜂之间的异同，并形成展示汇报。希瑟问女儿："你看我们要不要跳过下节课，继续做这个？这样就不会太过仓促。"她同意了这个想法，因为这样更有意义。她的女儿花了很长时间剪裁、黏合、绘画，并勤快地用毛根把木棍拼接起来，制作出昆虫模型。与走马灯式的学习模式相比，专注于一个项目的时间越长，所研究的信息在大脑中留下的印象就越深。

执教实用建议：利用睡眠保持竞争优势

睡眠可以提高运动场上的表现，减少受伤风险。灵敏度、速度和反应时间等因素都可以通过睡眠得到改善，从而使运动员获得场上优势。也正因如此，汤姆·布雷迪（Tom Brady）和勒布朗·詹姆斯等运动员对待睡眠习惯的态度都非常认真。一项针对初高中运动员的研究发现，睡眠量是预测伤害的最佳因素。

无论训练何时开始，持续多久，有内驱力的孩子总会按时出现并打出最佳表现。但作为成年人，我们要对孩子的幸福负责，我们必须对健康行为以身作则。思考如何合理控制训练量和训练时间，不要过早也不要过晚。好在睡眠可以提高孩子们的技巧学习能力，孩子们如果能够睡好，训练效率也会有所提高。根据第 6 章中的习惯，与队员们讨论睡眠对比赛有什么好处，他们需要多少睡眠（最理想的时长是每晚 9 小时），以及如何改善睡眠。

父母、老师、辅导员、校长、行政人员或教练都可以行动起来，把青少年的均衡发展、睡眠和健康摆在首要位置。寻找志同道合的父母和孩子成立一个小组，促进学校变革。参与有关调整大学录取优先次序的对话，限制学校允许的预科课程数量，制定一个相对宽松的课程安排，支持公共卫生运动，明确电子产品对睡眠的危害，并设置健康的上课时间。你参加了哪一部分，又做出了哪些努力呢?

学校和运动队：优先睡眠次序的实用建议

· 将初高中上课时间调整到上午八点半或更晚。

· 天气允许时，在室外上第一节课。

· 上午打开教室的窗户并拉开窗帘。

· 将严格的学术课程和测试安排在上午 9 点以后。

· 在营养学等健康课程中加入睡眠健康课程。

· 训练、社团、队内会议或其他额外活动尽量避免安排在上学前，结束时间尽量不晚于晚上 7 点或 8 点。

· 考虑成立课后作业社团，将强化课和运动改在校内进行，减少孩子们的乘车时间，对工薪家庭更加友好。如果孩子们能在下午 4 点或 5 点时完成家庭作业、体育活动、艺术训练，然后从学校回家，他们就可以享受睡前放松时间和家庭时间了。

· 明确手机的使用规定，禁止孩子在上学期间（包括午餐和自由活动时间）玩手机。上学期间真实情景中的社交互动有利于孩子们感受到彼此之间的联系。

· 如果教学日程偏短，学校可以考虑“晚上课，晚放学”的时间安排。

· 限制每天的总作业量，小学可以完全取消家庭作业，或考虑取消低年级（四年级以下）学生的家庭作业。争取高中老师的配合，避免在同一周安排大量论文和数学考试。或者只规定家庭作业的时间，看看孩子们能在 40 分钟内完成多少。老师无须对作业打分，只要能掌握学生的真实情况即可。

· 在校内创建一个“休憩教室”，学生登记后，可以在教学期间或放学后与训练前这段时间进行 45 分钟的安全睡眠。

第二部分

穿越“风暴”：实用工具

06 “快乐睡眠者”的5个习惯

对我来说，最重要的就是要保证最佳睡眠。

它是恢复身体和平复情绪的最佳方式。如果能睡上9个小时，效果就会相当不错。我有时甚至会睡10个小时。

——勒布朗·詹姆斯

睡眠是我们的天赋。

睡眠是人类大脑的深层程序，是一种强烈本能。我们的身体渴望睡眠，这是一个不争的事实。我们无法强迫或训练自己睡觉。你是否曾试图“强迫”自己入睡呢？事实上你无法做到。睡眠是一种自然演进的驱动力。睡眠和我们的呼吸、进食一样，都是不需要学习的，它是我们与生俱来的能力。我们和地球上的所有其他生物一样，本已掌握了睡眠的诀窍。

那么，我们又为何如此难以获得稳定而良好的睡眠？它为什么会让人难以把握？为什么这种基本的自然能力会引发我们的公共健康危机？

答案在于，尽管睡眠是一种本能，但现代人的主动干扰和滥用破坏了我们与这种自然力量的联系。现代人拥有人工照明、电子媒体、强光及全天候娱乐和新闻，工作量不断增加，出现焦虑、不健康的活动和学业作息安排……种种因素抑制着我们睡眠的自然生物程序。睡眠这个精密系统并没有改变，它仍然在深层位置等待我们的召唤，但我们却无法再接收到它的提示和化学信号。

在所有年龄段人群中，青少年的睡眠受到的冲击最为严重（其中包含很多问题）。在生命的特殊阶段，受到来自四面八方的全方位冲击，这种局面是青少年所独有的。也正因如此，其他人无法真正体会到青少年的睡眠困境。他们经历着不同的挣扎，面临着独特的挑战。青少年自身生理因素的影响、电子产品和社交媒体的泛滥、学业负担过重，以及上课时间过早——种种因素相互交织，酝酿了一场全方位的“完美风暴”。

在这一章，我们将为父母和青少年提供切实可行的实用建议，帮助孩子们的身体恢复到自然的健康睡眠模式。在前述章节中，我们已经了解了昼夜节律的工作模式，青春期昼夜节律的独特延迟，以及光线和精神刺激对延迟的加剧作用，接下来，我们将把这些知识转化成切实可行的操作方法。

在学习这 5 个习惯之前，我们需要解释两个指导原则。这将帮助读者了解其中的潜在机制，而不是简单地关注各种表面技巧。这样读者就可以根据自己的实际生活和具体情况调整这 5 个习惯。完美的人并不存在，没有人每次都能精准地坚持每一个习惯。但是如果能够了解背后的作用机制，我们就可以根据自身的家庭情况做出最明智的改变，并且能够感受到自己对结果的掌控力。

现在，我们就先简单地谈一谈这两个指导原则。如此一来，当我们介绍后续的 5 个习惯时，读者就会看到这些习惯对这两个概念的全方位构建和支持作用，明白这些习惯对睡眠的改善机制。这 5 个习惯都是可以实操的具体步骤，现在，我们可以开始付诸实践了。

原则1：“古人类式睡眠”——同步昼夜节律。睡眠是自然的，但现代生活却并非自然状态。很多良好睡眠的灵感都来自早期人类，睡眠可以追溯到人类进化的早期阶段。那时人们“以天为被，以地为床”，睡眠也在月光和星辰中塑造。没有人造光源，人类自然地在日落时入睡，日出时觉醒，并且可以根据季节、一天长短等自然因素调整自己的睡眠模式。别担心，我们不会建议你在下午6点就上床睡觉，但我们会推荐你模拟日落，留出放松时间，并在晨起后接受5~10分钟的晨间阳光照射，以及进行其他利用晨光的活动。早期人类的生物节律和睡眠化学反应与自然界的联系更为紧密。人造光源使我们的时间安排误入歧途，缩短了我们的睡眠时间，但我们可以加以控制，使其重回正轨。

还记得第3章中的露营研究吗？在这些研究中，年轻人褪黑素出现的时间较早，远离人造光源之后，他们可以睡得很久。这包括我们的马克斯，那个在参加露营前一直难以入睡的小伙子。在这两个例子中，他们与太阳、黑暗和温度的自然波动保持密切联系，从而保证了睡眠的最佳状态。现代生活中，对灯光和环境温度的全天候控制破坏了我们与这些提示的联系，这样，很多人当然就会难以入睡了。

当然，我们不可能露营一整年，但我们既然已经了解了睡眠的潜在机制，就可以把这些知识应用到日常的生活和习惯中。这就是我们所说的“古人类式睡眠”，或者我们可以更接近前工业时期人类的睡眠方式。“古人类式睡眠”对青少年的帮助尤为显著，青少年比儿童和成年人更容易出现睡眠延迟。我们的5个习惯将帮助青少年管理自己的光照和时间节奏，并以此减少睡眠延迟，促进身体更快更早入睡，增加睡眠时间，提高青少年的日间敏锐度。再度重申，我们并不是想让青少年在太阳落山后立即入睡（在许多情况下，我们甚至允许他们比父母睡得略晚一些）。我们只是希望读者了解睡眠的运行模式是自然的，我们可以更好地同步自己的昼夜节律，从而使青少年受益无穷。

原则 2:“睡眠泡泡”——建立睡眠框架。我们出现睡眠问题的其中一个原因是我们认为睡眠仅关系到夜晚上床睡觉到清晨闹钟响起的中间时段。我们在进行完各项活动后，仅留一小部分时间用于睡眠，第二天醒来后，再重复一遍，周而复始。但这并非睡眠的工作方式。睡眠早在我们上床之前就已经展开，并且会在我们入睡很久后结束。在睡前 1~2 小时，睡眠的舞台就已经开始搭建，体内会分泌化学物质为睡眠做准备。而在夜里，我们的大脑则会做好准备，遇到危险情况随时觉醒。因此，要想睡好，保持内心的安定必不可少。到了早晨，我们的化学反应逐渐偏向敏锐度和效率。这些睡前、睡中、睡后的过程是铭刻在我们 DNA 内部的编码，与日出日落、温度等自然因素的自然周期紧密相连。

为了帮助读者驾驭这种“睡前放松—深度睡眠—清晨起床”的循环模式，在此我们将引入“睡眠泡泡”的概念。为实现良好睡眠，“睡眠泡泡”不仅包含睡眠中的夜间条件，还同时兼顾了睡前和睡后所需的一切因素：睡眠的前奏，睡眠时的平和安定，以及一天开始时的身心状态。可以说，各种因素尽皆囊括。

我们在第 5 章中了解到，很多学生都存在上课时间过早的问题。尽管我们在设法改变这种状况，但从目前的情况看，青少年若想重新获得睡眠时间，唯一可能的方法只有提前入睡。我们要帮助青少年设置健康的就寝时间，缓解他们的入睡压力。这样，创设“睡眠泡泡”就变得尤为重要，因为睡眠不是提前上床，不是努力强迫就能做到的，强迫入睡只会让孩子感到沮丧。“睡眠泡泡”是通过 5 个习惯共同创造的，特别是留出放松时间，尽量保持睡眠时间固定，揪出房间里的“睡眠大盗”，以及建立起床后的晨间流程。所有这些习惯都将帮助青少年更早入睡，降低入睡难度，并将提高青少年整晚的睡眠质量。

培养健康的睡眠习惯 vs 治疗睡眠障碍

失眠症等睡眠障碍往往需要更多的计划性监督治疗，如认知行为疗法。如果你的孩子实施本建议数周后，仍然存在睡眠问题，躺在床上长时间无法入睡，那么你将需要向儿科医生或睡眠专家寻求帮助。失眠症的临床治疗不仅需要对患者的生活环境、时间节奏和日常习惯进行改善，通常还包括在医生的指导下，以一种非常具体的指导方式，帮助青少年重建或改变思维模式，以及改变与睡眠的联系。

“快乐睡眠者”的5个习惯将调整你现有的日常行为和生活流程，使它们与你身体的自然睡眠习惯更加同步，降低你的睡眠难度，改善睡眠时间和睡眠质量。这5个习惯分别是：

1. 设定睡眠时间。
2. 创建3套日常习惯流程。
3. 揪出“睡眠大盗”（即无益睡眠关联）。
4. 消除灯光，打造洞穴式卧室。
5. 进行利于睡眠的日间活动。

这5个习惯彼此影响，共同作用。使用者改变和改进的因素越多，获得的效果就越好。当我们有意识地用这5个习惯创设自己的“睡眠泡泡”时，就可以告别那些所谓的睡眠技巧、睡眠追踪器、营销噱头或助眠小工具，尽情拥抱优质睡眠。如此一来，睡眠将会自我调节，你会更加轻松地进入睡眠状态，保证睡眠时间和睡眠质量。当你每晚进入自己的"睡眠泡泡"中时，你会感到压力减弱，个人也和身体的自然节奏协调一致。这样将会形成正向反馈，使你进入更好的睡眠循环。

习惯 1：设定睡眠时间

我们曾在第 3 章中介绍，人的大脑中有一个生物钟。正因为生物钟的存在，设定固定的就寝和起床时间会降低入睡和维持睡眠的难度，同时，这也有利于我们在觉醒状态下，发挥出大脑的最佳功能，我们的观点、情绪、注意力和学习能力、决策水平和创造力都得到极大改善。最近，一项针对年轻人的研究发现，正如我们所料，睡眠时间的增加可以提高情绪的积极性。但更加有趣的是，他们发现睡眠模式的规律程度和睡眠时间同样重要。

为使我们身体的系统保持同步，内部时钟一直追踪着光线、食物、活动和社交等提示。我们何时入睡、何时觉醒、何时看到阳光、何时吃饭、何时和朋友聊天、何时看手机、何时运动、何时睡前放松都会记录在内部时钟之中。如果所有这些提示和行为（尤其是与睡眠、觉醒、阳光、饮食有关的提示和行为）都在每天的同一时间出现，那么体内的 24 小时时钟就会掌握这个时间节奏，并开始预测你的下一步动作，这样它就可以每天在正确的时间发送正确的信号，促进我们的身体内部调节。如果你在早晨 7 点醒来，并在随后的一两个小时接受光照，眼睛内的特殊细胞就会检测到光线的存在，并将信号沿着视神经传递至大脑主时钟，告知大脑现在是早晨。大脑会记录这段时间，并开始发送一系列激素信号，让你在接下来的时间更加敏锐（也会在就寝时间助你入睡）。如果你在家中营造出一个黑暗的环境，并保证每晚的入睡时间大体一致，你的内部时钟就会掌握这个时间，并提前促进褪黑素的分泌，让你在之后的夜晚更加容易入睡。有规律的入睡和觉醒时间会增加你的敏锐度和困倦的化学信号强度。

相应地，如果改变入睡和觉醒时间，就会扰乱内部时钟从而减弱信号。如果你在日常就寝时间很久之后还未入睡，大脑就会担心你出现异常情况，导致焦虑增加。这是穴居人的大脑机制在试图帮助你保持警觉。它认为你这么晚不睡一定是遇到了特殊情况：或许你正在忙碌或遇到危险。这时大脑会抑制褪黑素分泌，提高压力激素水平以帮你达成目标。就这样，熬夜和睡眠时间的改变最终增加了你在上床之后的入睡难度。你并未与自己的身体节奏同步，一方面你已经过度劳累，但另一方面你的身体又一直在被一反常态地激活。我们的 24 小时时钟作用于全身的器官和细胞，因此，有规律地安排作息时间自然会让我们感觉更良好、更健康。

褪黑素补充剂和其他安眠药物

在可靠医生的指导下正确使用安眠药物也是可行的。你应该与儿科医生和睡眠专家讨论，将其作为一种临时的治疗方法。然而，大多数人身体的化学反应很强，调整睡眠习惯，即可增加自身的褪黑素分泌。如果孩子真的存在睡眠问题，请与家庭医生谈一谈，是否需要先根据本章策略，摸清孩子的自然睡眠能力，然后再拜访睡眠专家。专家可能会建议使用安眠药或其他药物作为结构性治疗计划的一部分。

现在，我们来探讨一下现实层面的问题。我们至少可以这样说，设定作息时间是青少年需要养成的一个最有挑战性的习惯。首先，上课时间过早迫使青少年要在生理上处于睡眠状态时觉醒，因此他们就要被迫接受内部时间与外部世界的同步性差异（这样会产生社会时差）。然后，在周末或假期的夜晚，许多青少年会彻底进入“吸血鬼模式”——和朋友出去逛或玩电子游戏到凌晨（记住，科技更乐于蚕食青少年本已延迟的睡眠周期）。熬夜后的第二天清早，父母起床做早餐、读报并开始一天的工作，此时的青少年却正在进行深度睡眠。当妹妹在上午 9 点开始足球比赛时，他却在完整复杂的快速眼动睡眠中做梦。他要在上午 11 点起床，才能获得一次完整睡眠，但如果这样，当天晚上，在内部时钟的作用下，他就根本无法在常规的就寝时间入睡，时差就这样不断循环着。

按照学校现有的时间安排，我们可能无法获得完美的时间节奏，但我们可以进行改善。我们完全可以改变睡眠的时间节点，要记住，即使多睡 30 分钟也会有很大效果，改善睡眠时间节奏的每一个举措都会让你更加快乐、健康和高效。

入睡与觉醒时间公式

对于初中生，我们建议将教学日的起床时间作为起点，向前推至少 9 个小时，最好是 10 个小时。

初中生入睡与觉醒间隔 9~10 小时

就寝时间	起床时间
21:00 — 22:00	7:00
20:30 — 21:30	6:30
20:00 — 21:00	6:00

注：我们列出了时间范围，最好在此范围内选择一个具体时间。

对于高中生，向前推 8 个小时，最好是 9 个小时。

高中生入睡与觉醒间隔 8~9 小时

就寝时间	起床时间
22:00 — 23:00	7:00
21:30 — 22:30	6:30
20:00 — 21:00	6:00

注：如果是在高中的前两年，可以按照初中公式设定就寝时间。这在很大程度上取决于孩子的上课时间和通勤时长，这是健康与幸福的最佳标准。在保证了 9 小时的常规睡眠后，你会感觉更加强壮敏捷、欢快愉悦并灵活高效。你的朋友和老师可能会对你表现出的敏锐和生机勃勃表示赞扬。还有一点同样重要，这种“一切尽在掌控之中”的感觉会让你十分享受。

在产生倦意时关灯

是的，我们都想按时上床睡觉，但我们也希望你能在上床时感受到真正的睡意。当你开始设定一个新的就寝时间时，步子不要一下迈得过大，每天调整 10 分钟，直到达到理想的新时间。这种方法很有效，否则你很有可能会躺在床上睡不着，并生出一种挫败感。

准时就寝与吃西蓝花

优先保证稳定的就寝时间，就如同睡眠附加策略一样。稳定的就寝时间（以及正确的日常流程和其他习惯）会增加体内褪黑素的分泌并降低体温，这两点是进入睡眠状态和实现深度睡眠的关键。如果你觉得这条建议毫无新意，先不要着急，请耐心看下去。的确，按时睡觉就和吃西蓝花一样，听起来就像是妈妈常说的那一套。但是我们可以换个角度，如果让你皮肤更有光泽，肌肉更加强壮，长得更高，跑得更快，心情也更加愉悦，你有没有兴趣？这些其实都是睡眠的好处。

我们不能马上改变学校的上课时间安排，也不能立刻限制高中的作业量（多希望我们能拥有这份能力），但提早并按时入睡却是我们可以掌控的。

不过我们也不能急于求成，如果你今晚就想在九点半上床睡觉，恐怕并不容易做到（当然，如果你确实很累，也是完全可以的）。如果你没有同时采用本章的其他习惯，早早上床只会让你心生挫败。按时起床、吸收清晨阳光、养成健康的日间和睡前放松习惯、消除卧室内的光线并切断个人与科技产品之间的联系，这些都是使入睡时间保持稳定的关键，记住，早在上床之前，睡眠就已经展开。

对于一个早起上学的青少年来说，按时就寝无疑是一种挑战，但它也有可能使生活发生改变。当然，有时你的就寝时间会因为学校项目或训练过晚而面临推迟的风险，但即使是在这些情况下，你仍然拥有按时入睡的主动权，而你却往往选择了熬夜。

我们的目标就是要坚持按时就寝，即使是在周末和假期，也要把时间浮动控制在 1 个小时之内。在孩子们读初中或刚刚进入高中时，父母可以合理保留对周末的健康就寝时间的控制权（或者至少是参与），但随着高中毕业，孩子们将要进入大学，父母就逐渐失去了这种日常控制。这时，父母可以以身作则，表现出良好的睡眠和科技产品使用习惯，并尝试通过沟通提高青少年的自我驱动力。

觉醒时间：向太阳问好并按下启动键

醒来后，朝向太阳，吃早餐，和家人或朋友交谈，这些行动会开启我们的内部时钟。体内的褪黑素水平下降，激活性化学物质皮质醇上升。接下来，我们的敏锐度、解决问题能力、饥饿感、活动能力及大脑和身体的许多功能将跟这个“启动”信号同步起来。按时觉醒也会直接降低入睡难度。

光疗法

光疗法用于改善青少年睡眠，特别适用于治疗青少年睡眠时间的极度延迟（入睡时间过晚，清晨难以觉醒）。光疗法指在一天的特定时间内，人体在特定波长的光线下暴露一段特定时间。当光线进入眼睛，光线会沿着视神经传递至视交叉上核，告知大脑现在是早晨。青少年在觉醒的状态下暴露于强光，随着逐渐掌握新的时间节奏，昼夜节律开始提前，这种觉醒和暴露的时间也逐渐提前。坚持一段时间后，青少年的睡眠会被重置为“早睡早起”模式并不断强化，大脑也会适应这种模式。对于大多数青少年来说，阳光照射就可以达到这种效果。然而，如果他们不感兴趣，或不能按照规定的方式行事（或出于气候原因，或受到现实限制），也可以使用便携式甚至可佩戴式光设备代替治疗。光疗法具有重置内部时钟和提高敏锐度的效果，长期使用还可以起到抗抑郁作用。

青少年的起床时间很大程度是由学校决定的。学生们往往会根据上课时间、通勤方式、晨间任务及所需要的准备时间来设定起床时间。早晨7点觉醒已经相当不错（虽然最自然的觉醒时间是8点），如果你必须在早晨6点觉醒，而入睡的时间又很晚，情况就会变得很艰难。我们知道很多青少年不得不在早上5点起床，这可能会很危险。

在早晨养成短暂而愉快的晨间习惯，并接受5~10分钟的阳光照射，有助于增强按时起床的生物动力。

拒绝懒觉

我们往往倾向于在周末和节假日熬夜，并在第二天早上用懒觉弥补我们失去的夜间睡眠。但是，对这种模式的过度依赖会加剧社会时差，同时也会使得我们在周一早上很难调整状态。尽管周六早上睡个懒觉的感觉的确很棒，但是如果超过限度，它就会在随后窃取我们的睡眠。由于很少有高中生能够在教学日获得标准睡眠，因此一周之内最好的睡眠策略就是适当折中，即尽量均衡分配教学日和周末的睡眠时间，教学日不要睡得太少，周末则可以适当睡个懒觉，但也不要睡得太多，以免扰乱生物钟。对于大多数初中和高中低年级学生来说，周末晚起 1 个小时，就既可以饱睡，又不会与教学日的时间安排相差太多。如果孩子在教学日的时间安排过于紧张，睡眠严重不足（这是我们不能忽略的事实，有些高中生上课时间很早，任务很重），在周末或假期行将结束，孩子们重新上课之前，试着让孩子将作息时间逐渐调整回上学模式，每天将就寝时间和起床时间提前 15 分钟，为上学生活做好准备。

在周末和节假日也要保持固定的起床时间，并在早晨接受 5~10 分钟的阳光照射，这样对保持大脑同步节奏和夜晚入睡有着极大帮助。在夏天，青少年可能会切换成与他们自然生物钟更加接近的“夏季时间表”。但请记住，睡懒觉会增加当晚的入睡难度，并由此循环往复。对于那些难以入睡且入睡一觉醒时钟需要同步的青少年，我们希望他们可以找一份需要早起在户外活动的暑期工作，或参加有相同要求的夏令营。

一般来说，我们不建议 5~15 岁的孩子日间小睡，这样可能会使他们在夜晚难以入睡，并可能导致社会时差。对于大于 15 岁的孩子，有些人高中上课时间过早，放学后还要随队训练并完成大量的家庭作业，他们就很有可能攒下大量的“睡眠债”，在这种情况下，小睡就会成为一种有效的应对方式。

现在我们将上述内容汇总，列出一个包含周末的青少年日常活动时间安排表。

初中生睡眠时间 9~10 小时

就寝时间	起床时间	就寝时间（周末）	起床时间（周末）
21:00 — 22:00	7:00	22:00 — 23:00	8:00 — 9:00
20:00 — 21:00	6:00	21:00 — 22:00	7:00 — 8:00

高中生睡眠时间 8~9 小时

就寝时间	起床时间	就寝时间（周末）	起床时间（周末）
22:00 — 23:00	7:00	23:00 — 0:00	8:00 — 9:00
21:00 — 22:00	6:00	22:00 — 23:00	8:30

如果孩子在周六的起床时间晚于本表时间，那么至少要让孩子在周日按照本表时间起床，以免孩子在周一遭受过大冲击。请注意，对于教学日必须在早上 6 点起床的高中生，我们还特别制定了周末早上八点半的起床时间。由于早上 6 点就要起床的确过早，将周末的起床时间定在早上八点半则既可以弥补平日里缺失的睡眠，又不会偏离内部时钟太远。他们也可以选择在周六睡到早上 9 点，弥补过去几天缺失的睡眠，并在周日睡到早上 8 点，为新的一周做好准备。

简式闹钟

一个好的简式闹钟对全家人的睡眠都有着关键作用，也是将电子屏幕请出卧室的核心主力。这些闹钟最好符合以下几点条件。

不会在夜间发光。这一点看似微不足道，实际上却非常重要。光线会向大脑发送觉醒信号。有些人会在夜里查看时间，或者被光线和数字扰动心绪，这些都可能会激活大脑，因此我们需要配备一个整夜都不会发光的闹钟。

科技含量低，简易且静音。闹钟不连接互联网和其他信息，也不含其他趣味功能。设计和功能要追求简约，相比数字闹钟，我们更喜欢指针式闹钟，因为它们不会发光，也更加简易。夜间看到发光的数字会增加大脑负荷，造成焦虑和失眠。

可设置睡前放松时间。最好选择可以设置双闹钟报时的时钟，一个闹钟负责提示睡前放松并放下手中电子设备，另一个闹钟则负责晨间唤醒。这样你就可以在避免唠叨的情况下，建立明确的外部时间提示，将电子屏幕请出卧室并强有力地训练每个人的内部时钟。

最后需要注意的是，“再睡一下”你就输了。不要尝试按“再睡一下”。“再睡一下”非但不能提高睡眠质量，反而还会扰乱睡眠模式；它也并不能减轻你起床后的混沌感。准时设置闹钟要远好于提前设置闹钟并反复唤醒。如果你对“再睡一下”情有独钟，可以把闹钟放在房间对面的梳妆台或其他在床上躺着够不到的地方，这样你就必须要下床才能关掉。

希瑟的儿子正在读初中，他喜欢在关灯睡觉前阅读，希瑟给他买了一盏阅读灯。阅读灯不会发出蓝光（蓝光会抑制褪黑素分泌，推迟睡眠）和白光，对睡眠非常友好。孩子的爸爸则为他订购了一个没有荧光的计时器（功能单一的傻瓜式设计）。这样他就可以决定自己的阅读时长（通常 15 或 30 分钟）和关灯时间。这种方法使他不再需要使用手机或其他时钟计时。对于不使用闹钟的孩子，这种方法格外有效。

优先次序和时间管理

过多的家庭作业和大量的课外活动（如经常超时的训练、比赛、会议）会在理论上直接抹杀健康睡眠时间的可能。一位高中新生告诉我们，他决定放弃校篮球队的选拔，因为这太耗费体力和精力，他没有那么多时间。这是一个很重要的决定，但这个决定最终让他收获了快乐。他很喜欢计算机并专注于计算机的学习（他在大学也学习了计算机科学专业）。体育在很多方面颇有益处，它可以锻炼身体、建立社交、提高自律性、培养终身技能，但青少年不可能什么都兼顾，要适时做出取舍。如果家长们不以身作则，提倡平衡并照顾自己，孩子们就会陷入缺乏睡眠的危险状态。我们曾接触过一个精力充沛的八年级学生，他们全家都喜欢棒球，全家在打棒球上花费的通勤时间就有几个小时，孩子告诉我们他的成绩正在下滑。后来他听从了我们的建议，放弃每晚的力量加练。之后他果然睡得更多，个人竞技状态变得更好，写起作业也更加得心应手。

如果你拥有一份完整的时间表，改变表中不同项目所投入的时间会产生不同效果。你觉得最棘手、最艰巨，或者你最害怕做的事情是什么？把这件事放在清单的首位，这样就会减少拖延症。拖延症的机制其实不难理解，我们处理的事情越困难，等待的时间就越长，时间一久，拖延症也就会随之出现。记住，良好的睡眠可以提高你的行为能力和效率。如果你在阅读时睡了过去，在写论文时大脑一片混沌，或者要花上好几天才能完成一个晚上的工作量，你可能就需要好好地睡上一觉了。

习惯 2：创建 3 套日常习惯流程

“睡眠泡泡”的 24 小时时间轴

好吧，让我们来看一看具有放松功能的“睡眠泡泡”，就从睡前放松时间开始。记住，我们的睡眠是需要前奏的，睡眠并不能一蹴而就。在我们每晚最需要的 8~10 小时睡眠里，我们需要“睡眠泡泡”包裹自己。（如果可以做到，那就太棒了！）大多数人都要有意识地培养自己的“睡眠泡泡”，而创建 3 套日常习惯流程将帮你实现这一目标。其中两套在入睡前完成，另一套在睡醒后进行，所有动作都对“睡眠泡泡”具有支持作用。

习惯流程具有可预测和可重复的性质。它们还在我们“睡眠泡泡”的周围创造了美妙的缓冲。习惯动作的可预测性对所有年龄段的人都有帮助，尤其是对睡前会产生脆弱情绪的人帮助更大。习惯流程会减少我们的胡思乱想。它会使我们切换到自动模式，让我们感受到更多平静。当我们知道接下来会发生什么，同时还能了解外在的辅助机制时，我们会感觉更好。

我们提出 3 套习惯流程如下所示：

1. 睡前放松流程（睡前 1 小时）。

2. 就寝流程（睡前 15~30 分钟）。

3. 晨起流程（醒后 10~15 分钟）。

睡前放松流程（睡前 1 小时）

睡前 1 小时是我们的放松时间。我们并不需要在这段时间里安排一套固定活动，重点在于注意力和周围环境的转变。我们需要通过压力水平的降低获得松弛感。避免接触有关财务、大学计划或校园戏剧等涉及大段对话的内容，远离互动性、持续诱导性的视频游戏、电子邮件、文本和社交媒体。睡眠专家马修·沃克（Matthew Walker）指出，我们不可能在 60 英里的时速下立即停车。这就是睡前放松的作用——睡眠前奏。或者说，让身体放缓到睡眠所需的速度。睡前放松时，我们要把注意力放在更加被动的活动上，缓解紧张状态。睡前放松的一个关键因素是要减少家中的光线——关掉高亮度灯光，收起手机、平板和电脑。这种做法可以使你获得“古人类式睡眠”心态，模拟日落和夜晚的提示，进入“睡眠泡泡”中。

放松状态和减少灯光是睡前放松的两大因素，它们虽然听起来不难，但是新习惯的形成需要时间。睡前放松和就寝流程都是为了让我们在睡前对固定的提示和行为形成条件反射。

状态的放松和光线的减弱让我们感到安心和松弛，这样就保护了我们的“睡眠泡泡”。身体摆脱紧张的工作状态，为睡眠的接管创造了条件。青少年容易出现睡眠延迟，到了夜晚又会淹没于手机、电脑、作业及网络社交所带来的无尽刺激中，因此，他们更需要通过这样的睡前放松调整状态。

睡前放松时允许	睡前放松时禁止
灯光昏暗	打开房间内的所有灯光
对朋友说“晚安 / 明天见”	继续和朋友发消息
用电视机观看电影	在床上用笔记本电脑工作
画画或写日记	玩电子游戏
读一本喜欢的书	在 YouTube 上观看视频
换上你买的新睡衣	一直身穿校服
遛狗	着手完成一项令人兴奋的项目
完成烘焙	吃超大玉米卷
和家人玩休闲游戏	浏览社交媒体
淋浴和泡澡（有助于降低体温，更利于入睡）	和最好的朋友发送校园剧信息
聊一聊狗狗当日的趣事	谈论退出篮球队的情绪化决定
聊一聊你在机器人课上的课堂表现	开始研究如何为读大学存钱
分享家庭故事	谈论如何更好地打扫卫生

管好你的手！不要总想着再看一封邮件，再读一条短信。我们太懂你了。一个都不许看！这并非玩笑，大家都应引起足够重视。首先，你需要自律，这和改变习惯同理，比如要有意识地关闭电脑和手机，并把它们收起来，放在指定位置（但不要放在卧室）。这些信息并不会在第二天早上无端

消失，那时你可以更加有效地思考并采取行动。如果在晚上你偏要多看一眼手机，那么这最后一眼的信息很有可能让你产生兴趣，感到兴奋、疑惑、沮丧或者产生其他激活性情绪。在你的最后一眼中，光线会直接射入你的眼睛，向大脑发送“觉醒”信号，戳破你的“睡眠泡泡”。

我们帮助婴儿和幼童进行睡前放松获得了很好的效果，让他们感受到家庭内部更加平静、舒缓的状态变化。由于婴儿和幼童的入睡时间一定会早于父母，他们会因担心失去或错过而产生“错失恐惧心理”（Fear of Missing Out，FOMO），这种心理会导致他们突然或过早醒来，并且想要弄清楚他们错过了什么。而睡前放松的活动具有可预测性，孩子们会感觉全家都已进入休息或睡觉状态，不会担心错过什么。我们让孩子们向客厅和厨房、窗外及宠物们挥手致意，然后再带他们进入卧室开始就寝流程。现在，当他们可以自动进入睡眠时，他们会感到安心、松弛，并且能够切断与外界的联系。这样他们不仅更加容易入睡，而且突然和过早醒来的概率也会大大降低。同理，睡前放松时间对青少年的错失恐惧心理也同样有效。

就寝流程（睡前 15~30 分钟）

婴儿和幼童的就寝流程最为复杂，包括洗澡、唱歌、读书、拥抱，以及所有父母能想到并认真对待的体贴的甜蜜仪式。我们通常会看到，在孩子进入初中以后，家长对习惯动作的要求逐渐放松，他们会让孩子们自己上床睡觉（常常伴随着对睡眠无益的其他动作）。到了高中阶段，常规的睡眠动作往往已杳杳无踪。

睡眠科学和心理学清楚地表明，无论年龄大小，在拥有就寝流程时，所有人都会睡得更好，个人感觉也会更好。身体接收到褪黑素的提示，开始关闭觉醒系统。大脑会收到提示放缓节奏，向朋友和家人说晚安，让我们活跃的大脑得到休息，切断与白天的联系。每天都以相同的方式进行同样的步骤，这种可预测性将我们的习惯动作注入我们的潜意识中，我们曾在第 4 章中讲过，这一点正是养成一个新习惯的关键所在。具有引导性的就寝流程一步步向大脑发出信号，通知大脑睡眠时间即将到来。

一套好的就寝流程包含具体实用的步骤（如在另一个房间给现有的设备充电，调暗灯光，盥洗，刷牙）和愉快的相对被动的步骤（和家人的睡前闲聊，写日记，读书）。如果你的孩子喜欢用温水淋浴或泡澡，可以将其作为他们睡前的最后一步，有研究表明这有助于睡眠。

遗失的读书艺术

一段时间以来，阅读的乐趣一直在下降。有研究显示，20 世纪 70 年代末，60% 的美国十二年级学生表示自己每天都会阅读书刊；到了 2016 年，这一比例下降到了 16%。

晨起流程（醒后 10~15 分钟）

清早醒来，你需要在“睡眠泡泡”中为自己争取一些时间和精神空间。这意味着不要急着爬起来玩电子游戏，回复短信，或者去刷社交媒体。就和睡前流程一样，你需要将思想集中在一些简单、有趣或能够令你身心愉悦的事情上，不要卷入新闻、学校和社会生活等复杂问题，以免将你的“睡眠泡泡”过早戳破。许多父母告诉我们，他们的孩子会在周末起得特别早，起床后就去打游戏。希瑟在孩子们上小学时就发现了这一点。她果断采取了行动，允许孩子们在早饭后可以休息、玩耍、阅读，进行各种活动，唯独不准他们接触电子产品，结果孩子们的睡眠奇迹般地重回正轨，总能够在正确的时间觉醒。在查看工作和社交消息之前，试着给自己留出10~15分钟时间，执行一些简单愉悦的习惯动作，比如播放几首活泼动听的音乐，看一看室外的天气。周末可以出去遛遛狗，在户外坐一坐，铲雪或来一场骑行。这些活动都可以让你接触到清晨的阳光。一开始，你可能会感觉这简直"难于上青天"，但你不妨一试。不知不觉中，新的良好习惯就形成了。

习惯3：揪出"睡眠大盗"（即无益睡眠关联）

许多人（尤其是青少年）的睡眠都会受到无益睡眠关联（又称"睡眠大盗"）的影响而被延迟和抑制。这些因素狡猾而强大，总是能很轻易地让我们睡得过晚或是在夜里把我们叫醒。睡眠关联是我们高度困倦或即将入睡时的行为和感觉提示，比如用手机阅读，和朋友聊天或发信息直到非常困倦，音乐或电视节目，白噪声发声器所发出的声波，以及黑暗的环境。你能够分辨出哪些是有益关联，哪些是无益关联吗？我们在入睡之前所做、所看、所听的事情都是我们的睡眠关联。睡眠关联对睡眠有着惊人的控制力，这是因为它会在我们的头脑中建立心理和行为模式。随着时间推移，这些因素就会与入睡行为建立起联系，我们的身体也会开始期待这些关联。睡眠关联适用于所有年龄段。但问题在于，很多人建立了无益关联，这些关联使我们的精神更难切断与外界的联系并快速进入睡眠状态，它们会抑制我们的睡眠化学反应并干扰我们的夜间睡眠。

你可以把睡眠关联看作就寝流程的最后一步。它包括黑暗、凉爽、风扇声或自然界声音、播放内容的声音或床单的触感等自然提示，也包括你入睡时的想法和感受。有人想象自己在林中漫步，在水面或云端漂浮，这些对睡眠是有益的。其他人则表示自己会担心未来或反思过去，这些则无益于睡眠。这些环境提示或思维模式如果经常在睡前出现，就会成为睡眠关联。

有益的关联简单、合乎逻辑，因人而异，因此，当你找到并消除无益的睡眠关联，接下来事情就会变得格外顺利。有益的睡眠关联其实不难建立，因为睡眠本就是自然行为。但是消除无益关联却并不容易，父母和孩子都可能会感受到一些阻力。

“睡眠大盗”（无益睡眠关联）增加了自然睡眠的接管难度，增加夜醒的概率。无益睡眠关联具有如下特点。

1. 发出日间信号，不利于“古人类式睡眠”。光线向我们的内部时钟发送“现在是白天”的警觉信号。手机、电脑、电视和居家灯光都会对睡眠起到抑制作用，因为光线会向大脑发出信号，抑制褪黑素的分泌，增加人体睡眠难度，让我们怎么也无法产生睡意。我们在第3章中说过，昼夜节律的延迟和对光线的敏感程度使青少年的入睡时间更容易出现生物学上的推迟。

2. 高参与度。影响我们思想、兴趣和情绪的睡眠关联会使我们无法入睡，让我们感到焦虑、愤怒、悲伤、好奇、兴奋、害怕或嫉妒的一切因素，都会让我们的身体在需要睡觉时处于觉醒状态。发信息、刷社交媒体、玩电子游戏都会让大脑保持高参与度，推迟入睡时间，经常会推迟几个小时。这些互动式的娱乐活动让我们处在一种动态延续的状态中，在科技公司算法的“精准打击”下，用户根本停不下来，完全无法注意到时间的悄然流逝。陷入消极思维而难以入睡的青少年常常会转而投入电子游戏和社交媒体的怀抱，希望借此分散注意力以帮助入睡。但是，由于这些分散方式产生的参与感和动态延续状态让人欲罢不能，最终还是会推迟睡眠。

3. 聚焦外部。有些关联会让我们放下体内天然的自我安慰能力，转而寻求外界帮助，这些关联也是窃取睡眠的“睡眠大盗”。和高参与度的睡眠关联一样，最常见的例子也是睡前与电子设备互动。如果一个青少年在床上刷社交媒体，玩游戏，看 YouTube 或与朋友视频聊天，他 / 她就会在一种大脑活跃的状态下入睡，同时还伴随着对外部世界的好奇、忧虑和审视。这些都会加大其入睡难度。而且，当进入轻度睡眠时，孩子可能还在本能地把手伸向手机，或是思考游戏、视频或谈话内容，这也会导致出现夜醒现象。当睡眠关联聚焦外部时，我们的睡眠会被延迟且缺乏稳定，睡眠短暂，不够充分，同时我们的“睡眠泡泡”也会被戳破。

4. 入睡前后不一致。如果在你入睡之前还开着灯，播放着音频，还在手机上刷消息，与他人互动或进行着其他活动，那么你很有可能会在夜里觉醒，因为大脑会注意到环境的变化。本特点和第 2 条、第 3 条特点是共同发挥作用的。因为我们在入睡时，还在保持着与外部事物的接触，而当这些事物在夜间消失或改变时，这种无益的睡眠关联很有可能会将我们拖出睡眠状态。我们可能会期待收到新消息，担心朋友所聊的事情，或者是想到电子游戏的新点子，或者会感受到电视或音乐的光线变化和声音。这种变化因素导致的夜间觉醒会使我们感到焦虑不安。它扰乱了我们的睡眠，增加了我们再度入睡的难度。在夜里，我们大约每 90 分钟就会部分觉醒一次，这是自然睡眠周期的一部分。但由于这些觉醒太过短暂，我们很少会记得这些插曲。但是，如果存在无益的睡眠关联，这些短暂的部分觉醒就会变成完整的睁眼觉醒。想象这样一个电影场景：主人公在荒野迷路，天黑后，她蜷缩着身体，瑟瑟发抖地睡在一棵树下，内心十分惶恐；接下来的事情你大概已经猜到了，凌晨时分，她猛然惊起，立刻回到激动的惊恐状态。当然，睡前玩“使命召唤”或设法帮朋友解决问题远未达到这个极端程度，但是大脑所做出的反应却有相似之处。

揪出并干掉“睡眠大盗”的意义极为重要。做到这一点后，有益的睡眠关联就呼之欲出了。我们在下面表格中列举出了有益睡眠关联和无益睡眠关联的一些示例。有益睡眠关联有利于“古人类式睡眠”（黑暗且凉爽的环境气氛），它是枯燥的、以内部为导向的且持续一致的。

有益睡眠关联	无益睡眠关联
黑暗、凉爽的房间	灯光
对毛毯、枕头和身体的姿势的感知	睡觉时手机在屋内，在枕边
房间安静，可有自然界声音或风扇声	玩电子游戏
将大脑放空	快要入睡时发送和查看短信或电子邮件
简单冥想或放松呼吸	快要入睡时刷刚刚更新的社交信息或新闻
听特定音乐、播客或有声书（请在睡前关闭）	观看 YouTube 或同类视频
穿上舒适的睡衣，钻进柔软的被窝	与朋友视频聊天
	在手机上读书
	在床上或入睡前进行有压迫感的对话
	在快要入睡或入睡时，播放高度紧张、恐怖或引人入胜的电影
	在沙发或床以外的其他地方入睡
	夜里会改变或关闭的声音和响动

注：标注出适合自己的有益睡眠关联。（朱莉喜欢在一个非常黑暗、凉爽的房间里进行放松呼吸，使用多个枕头让自己更舒适。希瑟喜欢打开风扇和书灯阅读。然后合上书，枕上最喜欢的枕头，侧身躺下，把被子拉到耳朵上，就是这样。）

有益睡眠关联会告诉大脑，我们已经完成了一天的工作，一切都是正常、安全的，所有事情都已妥善处理，并没有发生什么有趣、麻烦或有吸引力的事情。这样一来，大脑就会接收指令释放引导睡眠所需的化学物质。有益睡眠关联可能是你最喜欢的枕头、风扇声或白噪声发声器里的雨声，也可能是睡眠眼罩、平和的心绪或睡眠冥想。它不会将我们的注意力引向外界的关注或活动，而是会引向自我安抚，并易于整夜实现。例如，合上书本，把枕头垫上，调整到你最喜欢的睡眠姿势，用 10 分钟的时间想一些简单的事情。有益睡眠关联需要保持整晚，不间断地持续到第二天清晨，如黑暗或风扇声。

感觉自己大脑莫名兴奋的青少年可能需要更多帮助，才能平复他们内部的躁动。下面我们一起来看一看有哪些方法可以在只保持有益关联睡眠的情况下，平复他们的心绪。

消解注意力：它们是不是“睡眠大盗”？

入睡时听音乐、引导式冥想或播客似乎是不错的选择，但这些活动也可能会转变成“睡眠大盗”。大多数人最好不要这么做，正确的做法是创建一套睡前放松和就寝的习惯流程，让雨声和纸质书等成为你睡前的最后关联。然而有些青少年兴奋过度，很难平静下来产生睡意，他们可以采用额外的放松方式。

首先，建议试着自我调节或做一些放松练习（见附录）。如果需要进一步帮助，那么可以考虑消解注意力，即收听有声读物、播客或音乐等。有益的分散方式不会很激烈以致吸引使用者过度参与，也不会引起情感波动或激发创造性灵感，并且不需要借助光线。正因如此，我们并不推荐选择青少年最喜欢的音乐，但有些舒缓的老歌或轻音乐可能颇具功效。想一想自己在跑步或出门时，是不是一般都会选择令人兴奋的音乐。但睡前的情况则完全相反，你需要让自己的注意力被动地分散掉。打开播客播放与自己生活无关的事情（如蜜蜂之间的舞蹈交流），或者收听情节平淡的有声读物，这些可能都会有很大帮助，可以将青少年从无限的思考和忧虑中剥离出来。我们听过两个人读宜家目录的播客，也听过其他人声音平静地闲谈，没有太多故事性情节——这就是我们常说的“无聊”。最近，也有人会选择收听助眠的自发性知觉经络反应（ASMR）录音。我们不建议在半夜观看视频，但这些视频的音轨似乎对某些人有帮助。我们曾在第4章中介绍过，最好不要在智能机或其他可以打开信息、社交媒体的电子设备上进行这些被动的消解方式。这些设备最好能在产生睡意时就关掉。

要找到消解注意力的合适方法可能需要一些试错练习。但如果可以在10~15分钟左右内入睡，就说明我们已经接近成功了。我们可以接触到各种各样的播客、故事、音乐及助眠类指导性冥想，如果你的孩子想要通过这种方法消解注意力，那么他可以不停尝试直到找到适合自己的方法。

可以让消解注意力成为就寝流程中的重要一步，让它为成为你从过度参与到入睡之间的重要过渡。这种习惯上的微调的妙处在于，你可以在这种消解中感受到愉悦并产生期待。

如果大脑在我们试图入睡时仍在飞速运转，那么你可以在睡前把脑中的事情记在日记本或白板上，并将其加入你的就寝流程，这样会对你有所帮助。更多有助于放松的冥想和呼吸练习可以参见附录。如果你在夜间醒来，可以尝试放松式呼吸或冥想，也可以伸展并调整你的睡眠姿态。

婴儿般睡眠的神奇魔力

在父母对婴幼儿进行改善睡眠关联的过程中，婴幼儿的睡眠往往不到三夜就可以得到改善。我们亲眼见证了一个个婴儿从夜里每小时醒一次改善为连睡 12 小时。如此迅速的转变速度很大程度上要归功于睡眠关联的转变。婴儿在 5 个月大以后，就完全可以自己睡个好觉了，但家长们通常仍会喂食、摇晃、上下移动或怀抱婴儿直到入睡，然后将他们小心翼翼地放到婴儿床上，在房间里蹑手蹑脚，生怕弄出声响，所有的这些行为都是在建立无益的睡眠关联。为什么这些贴心且善意的技巧会变成无益关联？因为这样会使宝宝带着依赖的心理入睡，他们持续寻求外部关注并假定父母整晚都在。夜里的部分觉醒会使他们感到困惑和无措，而父母却已不在身边。于是他们就完全觉醒了。宝宝的哭声召回了父母，父母们还要想出新的安抚技巧。宝宝依然无从发挥自我安抚的本能，如此循环往复。对此，我们选择切换至有益的睡眠关联。对婴幼儿而言，睡眠关联是他们在入睡时所做的任何独立的、整晚都可以接触到的事情：将身体调整到他们喜欢的姿势、吮吸手指、抱着可爱的（毛绒）玩具，独处并感受自己的想法和声音。这会增加他们整晚安睡的信心，并自觉求助于这些与生俱来的本能，这样他们通常就不会需要完全觉醒。

青少年和成年人的睡眠其实和儿童并无太大区别，虽然这听起来可能很奇怪，但事实确实如此。当然，并不会有人摇着成年人睡觉（至少我们没听说过类似故事），也没人在我们耳边读故事，然后再偷偷溜出房间，但我们都已建立了自己的睡眠关联，这些关联或有益或无益，同上述行为一样对我们的睡眠有着强大影响。

告诉你的“古人类式大脑”：“请安心睡觉吧！”

想象自己是早期人类中的一员（这是大脑的真实想法）。当太阳下山，你在准备睡觉时，有很大的可能会受到伤害。你可能会遭遇猛兽、敌人或者恶劣天气。对此，其他物种都已经找到了创造性的解决办法。例如，海豚每次只用半个大脑睡觉；鸭子则组成一队，让靠近中心的成员睡觉，外围成员负责警戒，然后大家轮流睡觉；而猴子则睡在树上。很不幸，这些了不起的创举人类都做不到。当人类进入快速眼动睡眠时，肌肉会失去张力，因此如果我们想学习猴子在树上睡，最终结果就是从树上摔下。

不过，安全感仍然是人类睡眠的必备因素。这样说是有进化论依据的。史前人类如果进入一种接近昏迷的完全“关机”状态直到天亮，那么他们每天夜里都会处在严重的危险之中。他们人身会受到攻击，物资会被偷走，或者会被冻僵——任何一项后果都是他们无法承受的。他们需要醒过来解决问题，去奔跑或保卫家族。他们虽然是在睡觉，但实际上已经做好了准备。当然，即使今晚是个平安夜，没有狮子，也不需要为躲避雪崩而连夜迁徙，但大脑是不知道这些的。现代生活中的焦虑、压力、恐惧、强光、新闻、信息通知和推送都会沿着相同的神经通道传输，而人类早期也使用这一神经通道探测危险。我们不得不面对现实，现在全球性事件和新闻堆在一起的感觉比雪崩和狮子还要糟。在就寝时间接近，或在凌晨3点猛然惊醒时，我们发现自己处于一种激活状态，大脑飞速运转，压力激素持续提升。无须赘言，我们在这种状态下很难入睡或继续睡眠，这并非睡眠过错，而是我们内置的自我保护措施在试图帮助我们。

习惯 4：消除灯光，打造洞穴式卧室

进入你的洞穴：黑暗、凉爽、安静

黑暗、凉爽、安静的环境最适合人类睡眠。在这种环境下，我们可以睡得更深，夜醒次数更少，睡眠质量也会得到提高。凉爽、黑暗的洞穴（也可以是你的卧室）模拟还原自然界夜间光线和温度条件，可以触发褪黑素的释放机制，因此，我们可以通过这种方式与自身的“古人类式睡眠”系统建立连接。

我们可以立即行动，控制卧室的光线和温度，这些调整最简单也最有效。我们曾在第 3 章讲到，光线和黑暗是内部时钟最强烈的提示。人类不是夜行性动物——我们在黑暗中的视力受限，夜间活动并不在我们的“出厂设置”范围之中（这正是智能手机会造成大脑混乱的原因所在）。几十万年来，除了月光、星光和火光，太阳落山后，人类并不会看到其他光线。人造光源造成了大脑的混乱，抑制了褪黑素的释放，并造成了睡眠延迟。在睡前适时地使用昏暗的灯光，并在入睡后保证整夜完全黑暗，起床后在适当的时间接触晨间阳光，这些是旧石器时代的睡眠条件，通过营造这种氛围的方式可以提示身体，让自己跟上身体的自然节奏。

“睡眠洞穴”小技巧

1. 睡前放松时调暗灯光。睡前1~2小时就要开始调暗灯光，最好是在睡前2小时，因为在我们入睡之前褪黑素水平就已经开始升高，为入睡做准备。如果一个青少年在夜晚11点入睡，这意味着他/她在夜晚9点左右就要调暗灯光。关掉家中的强光，只保留几盏灯。一些科学证据表明，相比地板上或桌面的低角度灯光，自上而下的强光可能对睡眠更不利，因为身体会把它看作是正午阳光的模拟。最理想的情况是，在这时收起手机，关上电脑。但面对数量如此庞大的家庭作业，青少年很难真正做到。如果你必须在睡前放松时使用设备，可以考虑使用调光软件，降低屏幕的光线强度并改变颜色。可以从远处看电视，但最好不要在卧室里看，极度困倦时请关闭电视，避免在看电视时睡着。试着使用遮光眼罩。请记住，大多数青少年都存在“夜猫子”倾向，同时又对光线十分敏感。因此，相较于成年人和晨间类型者，保护睡前放松时间并调暗灯光对青少年和一般的夜间类型者意义更大。

阅读灯和夜灯

光线的颜色和强度会影响褪黑素的合成和睡眠。有些特殊设计的灯具会贴有护眠标签，这些灯具采用专属的护眠设计，不会对褪黑素分泌造成干扰。在家庭生活中，我们可以将这些灯具作为睡前放松时和就寝之前使用的书灯和床头灯。它们通常是暖色调的，而且亮度较低。关于睡眠的科技产品，我们需要保持持续关注，可以考虑使用专用的护眠灯具。

2. 无灯卧室。流光溢彩的装饰灯、床头灯及其他灯具都不错，但是在睡觉之前，你要把它们全部关掉。绝对的黑暗对睡眠极为有利。在一次家庭睡眠咨询中，一位爸爸把我们称作“灯光侦探”。真是一语中的，我们对黑暗似乎的确有些过于执着。我们总会立刻发现灯光“盲区”：有时候咨询者自称房间无光，但由于窗帘的尺寸或材质问题，邻居的灯光会透过窗子照进来，或者房间内有发光的数字时钟，再或者青少年的房间周围挂着LED灯。所有人都可以成为“灯光侦探”。在浴室或走廊放一盏适于睡眠的夜灯，方便在起夜时使用。在卧室使用遮光布或窗帘，留意并尽力阻挡窗缘光线。如果你的居住环境周围夜晚存在大量光线（如城市），这种方法就尤为关键。如果难以将房间光线降至超低水平，可以考虑使用一款舒适的眼罩遮挡光线。

3. 凉爽的夜间环境。睡眠的理想温度是18.3℃~20℃。对有些人来说，这似乎有些过冷，但较低的房间温度有助于减少入睡时间。当身体的核心温度降低时，大脑和身体就会收到信号并开始准备入睡。事实上，我们的身体会在夜半入睡前，达到一天的“最低温度”。在睡前放松时段将室温调低，有助于向大脑发送入睡信号。一些研究表明，睡前1~2小时洗温水澡可以降低体温并向大脑发送入睡信号。

4. 保持卧室安静。安静的房间环境对睡眠最为有利。在听到消息提醒或其他呼叫铃声后（特别是尚未进入深度睡眠时），大脑会立即履行保护职责，将你从睡眠中叫醒，查看情况。你不希望任何哔哔声或其他声音打断睡眠并使你陷入怀疑、焦虑的状态中。如果有效果，使用风扇或能够播放自然声音的白噪声发声器也是个不错的选择。但是要确保它可以持续一整夜，如果在你夜间醒来时，一切都与睡前无异，就不会构成一个变动的、无益的睡眠关联。如果你与其他人（或宠物）共享房间，也可以使用耳塞隔绝噪声。

根据睡眠要求整理卧室

青少年常常让自己的卧室承载太多功能，他们在这里活动、写作业，艺术手工材料和运动器材也都统统堆放在这里，电视和电脑桌也要挤进卧室。除去这些之外，剩下的空间才会留给睡眠。这样的环境对睡眠显然是不利的，因为它承载着参与、活动和兴趣，而不是有助于睡眠的放空和简约。

从睡眠的角度考虑，卧室的附加功能越少越好。我们理解让青少年自主管理卧室的重要性（我们还记得自己青少年时的感觉），但有种方法可以在提高房间内舒适感的同时，提高他们的睡眠质量。

重新整理卧室内物品，尽可能在床铺之外腾出额外的休闲空间。你可以在房中摆放一个豆袋椅、坐垫，放置一张柔软的地毯，以及任何其他可供休息的物品，当你想要放松时，便不必再长时间坐在床上了。很多人即使不睡觉，也要赖在床上几个小时，我们可能很喜欢在床上交谈和工作的自然舒适，但这会模糊活动与睡眠的界限，使大脑更难切换状态，收工休息时也更难接收到来自床的睡眠提示。我们不希望这种长时间赖床削弱清爽被窝和柔软枕头共筑的睡眠魔力。青少年应尽早养成良好习惯，避免在睡眠以外的其他时间接触床铺。特别是小孩子，他们可以在餐厅或厨房的桌子上完成作业。

青少年希望自己的卧室有一定的隐私性和独立性，他们坚持认为这是正常的成长仪式。疫情期间，学生们只能在卧室上网课、做作业和朋友联系或闲坐，这样就使赖在床上的情况变得更加普遍。如果你的孩子也存在这种情况，那么你需要做出改变，努力保持卧室（或者至少是床）对孩子的睡眠效力。如果孩子的年龄尚小，也可以把它列入家庭协议（父母也应做到不在床上办公或娱乐）。父母应当以更加直接的方式对青少年施加影响，这在我们给出的 5 个习惯中都有所体现。在孩子不断成长的过程中，父母应启发孩子的自我激励能力，引导他们追求健康和良好的自我感觉，并以此将这一责任转交给青少年。

实用睡枕方案

青少年大脑研究者阿德里安娜·加尔万（Adriana Galvan）发现，活动记录器（形似手表）的测量结果显示，喜欢自己床上用品的青少年睡眠质量更好。大脑的连接性是指大脑各关键区域之间的连接，睡眠质量越好，大脑的连接性也越好。青少年对枕头产生的亲切感与睡眠有着极强的关联，这种影响适用于所有的社会经济阶层。确保青少年睡枕的舒适度，让孩子们喜欢自己的枕头，这是一项性价比极高的干预措施，可以对青少年的睡眠产生重大影响，同时它也是解决睡眠不平等的一个有效途径。

精心设计每个人的工作空间，确保工作的舒适性。可以在家中的某一角落使用隔断或屏风创造一个独立空间。没有独立空间也没关系，但是一定要保证将工作空间从床铺中独立出来。你可以将书桌摆放在卧室的另一侧，并配上一把舒适的椅子，这样你闲来无事时，就可以坐在椅子上。如果你的工作或休闲都是在卧室完成，那么当你开始睡前放松时，你需要把设备和电脑请出房间，并在其他房间进行夜间充电。有一次，我们接受了一个 10 岁孩子的父母的咨询，孩子的卧室里有一台台式电脑，不能来回移动，并且出于各种原因，电脑的位置也不能挪动。于是，我们设计了一个“让电脑上床睡觉”的小仪式，即睡前放松时关闭电脑，并拉出一个薄薄的毛毯将电脑遮住。这帮助他和弟弟摆脱了与电脑的精神联系，放松时不会再想着电脑上的工作和游戏。结果，由于在精神上摆脱了电子屏幕的诱惑，他们开始睡得更久。

走出山洞

在我们清晨醒来看到阳光时，阳光会向你的内部时钟发出信号，将时间定位成白天，这样你就会敏锐起来。清晨的阳光还会确定当晚身体分泌褪黑素的时间，使你在一天结束时更容易安然入睡。早晨的第一件事竟能促进15小时后的入睡，这听起来似乎很疯狂，但事实就是这样。内部时钟的协调性极佳，规划的提前量很大。这也就使早晨起床后的第一件事——晒太阳，成了睡眠的关键因素。

习惯5：进行利于睡眠的日间活动

对于睡眠来说，白天的重要性并不亚于夜晚，这虽然听起来很奇怪，但现实就是如此。我们接触阳光照射的时间节点、日常饮食及运动习惯都受到内部时钟的追踪，正确的日间行为可以保持与时钟信号同步，并且还能辅助夜间睡眠的化学反应。

晨间阳光

青少年每天清晨可以养成晒太阳的习惯，这是一个最强力的实用习惯。根据我们第一部分的描述，清晨看到阳光可以激活内部时钟，这样有助于提高体内的激素水平，让我们在日间保持敏锐、精力充沛，并提高我们的幸福感，同时，它也会使我们在一天结束时更容易入睡。清晨阳光产生的效果最好，因此醒来后要尽快去室外活动。中午的阳光虽然也有好处，但对睡眠可能并无帮助，因此，我们应该在起床后的1~2小时内接受阳光照射。上学期间，学生们最好将其作为晨起流程，或者是学校的晨间活动（正因如此，我们才建议学校在室外开始一天的活动）。周末早晨也要争取去室外，如果阳光充足，活动 5~10 分钟应该就足够了。如果阴天或阳光不足，可能需要多在室外停留一段时间才能获得同样的效果。无法出门时，请在条件允许的情况下拉开窗帘面向东方有太阳升起的方向站立几分钟。

让我们说回“古人类式睡眠”的概念，在人类历史的大部分时间里，我们都很可能是接近天亮才睡醒。对于我们的祖先来说，保持昼夜节律同步的难度要比今天小得多。由于现代生活使我们脱离了这些自然提示，我们必须有意识地保持同步。有时人们会问：既然你们这么喜欢早晨的阳光提示，为什么还要让我们在房间里装上遮光窗帘呢？这的确是个好问题，如果我们可以利用夜晚的自然黑暗，那么清晨的自然阳光当然就会很棒。但除非是在野外露营，没有人能够真的使用完全的自然黑暗作为夜晚睡眠提示。如果想要将晨光作为起床提示，那么就要利用日落后的自然黑暗，也就是说不能在家中使用灯具和电子设备。否则，你的睡眠会由于入睡过晚而被缩短。因此，最好的方法就是睡前使用遮光窗帘和百叶窗，醒来后再将它们拉起。青少年在周末早上往往要多睡一两个小时，缺少清晨阳光的照射极大程度上会导致孩子们在周末和假期出现社会时差。希瑟会在孩子该起床时轻轻拉开窗帘，她知道这会让孩子们更容易觉醒（她也会在特定时间让狗狗进入屋子，这也是一种技巧）。如果孩子允许，父母可以在特定时间突然进入房间，拉开窗帘或百叶窗，让阳光的照射帮助他们自然醒来。研究表明，让早晨的阳光照射睡眠中的青少年，实际上也会帮助他们调整生物钟。为早晨的闹钟添加仿黎明灯光也是个很棒的主意。

锻炼

研究证明，适度的有氧运动可以增加慢波睡眠。有氧运动还能增加血清素和内啡肽，提升情绪，减少紧张并增加整体幸福感。有些人在晚上锻炼后，就寝时依然可以轻松入睡。其他人则需要将锻炼的时间提前才能获得更好效果，因为内啡肽和核心体温的上升会产生激活作用。青少年对运动时间并没有太大的选择余地，但还是要牢记这一点。如果可以把晚间训练或去健身房锻炼的时间调整到放学后，可能会更好地保护睡眠。

如果你和孩子每天都有固定的运动时间，那么坚持下去就可以了。如果没有，那么一些简单的运动就足够了。步行上下学或上班，把车停在稍远位置，在田径场的台阶上跑上跑下，或者进行30分钟的跳舞健身，提高心率，让血液流动起来。

实用小技巧——运动的时间节点

体育训练和比赛的时间过早或过晚都会妨碍健康睡眠。晚间运动会增加入睡难度，而孩子们在训练期间接触到的灯光则会抑制褪黑素的释放并延迟睡眠。在他们回家后，要完成家庭作业。如果你是一名教练，你能做到及时结束训练，甚至提前30分钟结束吗？上午训练的时间过早对青少年也很不利，这样有违他们内部时钟的设定。尽管你认为我们为训练时间制定了太多规则，但是的确需要如此，因为青少年每晚需要大约9个小时的睡眠，才能满足他们的健康成长、肌肉修复和心理健康需求。保护睡眠可以加快他们的技能学习，提高成绩，并减少受伤风险。

日间用餐

每天用餐的内容、节奏和时间节点对我们的睡眠有着深刻影响。在一项针对健康成年人的研究中，摄入纤维较少而饱和脂肪和糖类较多的参与者往往会存在睡眠较轻、恢复性睡眠较少的现象，而且他们夜间觉醒的频率也更高。“地中海饮食”爱好者则有着更好的睡眠质量。有规律地摄入健康、营养丰富的食物是形成身体所需化学环境的基础，可以促进体内产生支持睡眠的关键神经递质。这一点很好理解，只有在我们的所有系统都保持平衡和和谐时，身体和头脑才能发挥最大作用。我们无法对运动、食物和睡眠进行切割，它们是彼此依存、相互配合的基础环节。

睡眠不足会改变调节我们食欲和饮食行为的激素。人体的饱腹信号是由瘦素发送的，当我们睡眠不足时，瘦素也会随之减少，而发出饥饿信号的胃泌素则会增加。这意味着我们在睡眠不足时更有可能渴望并吃下不健康的食物。

允许	禁止
睡前吃麦片、杂粮面包或香蕉（1根）	睡前吃辣味咖喱或墨西哥卷
牛奶	大餐
风味气泡水	下午1点后饮用含有咖啡因的汽水或咖啡
睡前少量饮水	功能饮料
	红茶或绿茶
	巧克力
	酒类
	一大杯含糖饮料

咖啡因。我们遇到过一些这样的青少年，他们会在晚餐时点上一杯含咖啡因的汽水，或者会在晚上喝一点功能饮料，然后跑过来对我们说他们在夜

里很难入睡。对于这些孩子，我们不会感到丝毫惊讶。咖啡因的刺激作用会在体内持续6小时或更久。因此，为咖啡因设置一个摄入的截止时间真的很重要。夜晚11点就寝的青少年可以把截止时间设在下午1点左右。咖啡因的作用效果因人而异，所以要对你的咖啡因截止时间进行试验。牛奶、气泡水、柠檬水、橙汁或黄瓜汁都是不错的替代选择。

酒精。*父母可能会认为酒精对睡眠有利，这一点可以理解。因为酒精常常是在夜里饮用，人们常常把它与缓解压力和放松神经联系起来。它甚至还能欺骗我们，让我们在睡前感到困意。但它的好处就只有这样，睡前饮酒会使我们更有可能在夜间觉醒。但是很多人却并未意识到这种情况，还觉得自己好像睡得很好。酒精会抑制快速眼动睡眠，降低我们的整体睡眠质量。我们不是要让喜欢饮酒的人彻底戒酒。我们并不想太过严苛，也不需要让读者采取极端措施，我们只想提供科学的指导。对大多数人而言，适可而止就好。但重点在于，读者需要了解，饮酒确实会影响睡眠质量。

睡前零食。零食本身并没有问题，但在我们睡前休息时，我们的消化系统也有相同的需求，它正在准备着夜间的休息和“待机”。过度进食或摄入的食物难以消化会导致消化系统的超负荷运转，增加入睡难度，更有可能导致我们的睡眠在夜间中断。

合理小睡

小睡会降低身体的睡眠驱动力，增加入睡难度。即使只有10分钟（这可能是孩子历史课上的无意瞌睡）也会大大推迟人体的入睡时间，因为它释放了自我平衡的睡眠驱动力中的压力。这样可能会使你陷入一个恶性循环：小睡—入睡过晚—夜晚睡眠不足—第二天仍需小睡。如此循环往复。

我们需要知道这样一个事实，一天中任何时间的小睡（特别是晚间）都

---

* 美国相关法规规定，饮酒年龄一般应为21岁及以上，未成年人不允许饮酒或在公开场合持有酒精。 ——编者注

会推迟入睡时的困倦。在结束一天漫长的学习、工作、运动或其他活动之后，许多青少年在回到家中时会因为前一晚睡眠过少而崩溃，而这种崩溃会导致当晚继续晚睡，第二天继续需要小睡，不断循环持续。

在理想的情况下，我们会改变政策，限制家庭作业量，并将高中生的上课时间推迟到上午 9 点，这样青少年也就不再需要小睡。可惜，这并不符合大多数孩子的实际情况。我们发现，如果高中生能够更好地管理时间，限制睡前的屏幕使用时间，尽早入睡以保证每晚 8.5~9 小时的睡眠，那么他们就可以尽可能不用小睡。这样，充分的夜间睡眠和日间无睡保证了身体内部时钟的同步，减少了社会时差。然而，对于因作业过多或上课时间过早而导致长期睡眠不足的高中生来说，小睡可能是必要且有益的。

让我们再来谈一谈可行的理想情况，青少年的最佳小睡时间是午后，而非夜晚，午睡时间以 20~30 分钟为宜（时间过久会使你进入更深的睡眠阶段，使你醒来后意识更加模糊）。如果可以设计一所真正的“睡眠友好”高中，我们将为其配备一个小睡室（或作为健康办公室的一部分），学生在校期间可登记一个短暂睡眠时段。为难以撑过一天的青少年提供小睡机会，这样他们就不会在回家写作业时睡着。

将所有习惯联系起来

“设定睡眠时间”“创建 3 套日常习惯流程”“揪出‘睡眠大盗’”“消除灯光，打造洞穴式卧室”“进行利于睡眠的日间活动”这 5 个习惯都是改善睡眠的关键。它们共同生效，缺少任何一项都会削弱整个系统的力量。如果你就寝习惯很好很放松，但在睡前休息时，家中所有灯光都处于点亮状态，睡前最后一刻还在查看短信，周末睡得很晚，晚餐还要喝上几口含咖啡因的饮料或进行其他不良操作，那么你精准的睡眠系统并不会同步工作，从而导致你产生挫败感，并认为就寝习惯毫无用处。

改善全部5个习惯并坚持两个星期将会创造出“睡眠泡泡”，让你的自然睡眠能力发挥作用并实现接管。事情的关键在于坚持。让这5个习惯融入你的日常生活，我们也会为你摇鼓助威。

父母最常询问的青少年睡眠习惯问题

孩子熬得越晚，似乎就会把睡眠忘得越彻底。她为什么没有累到直接睡着？

其中的一个原因是，熬夜会降低我们的决策能力。青少年超过入睡的时间越多，与自己良好习惯的联系感就越弱，越容易失去理性决策能力。因此不只是由于电子屏幕的使用和网络社交行为造成睡眠延迟，熬夜造成的判断力减弱也会使她的入睡时间进一步延后。

有时候，我的儿子很想按时入睡，但作业过多导致他没有任何的睡前放松时间或无法在健康的入睡时间就寝。我们该如何应对此类情况？

事实上，在我们的现代教育体系中，许多青少年有着大量的家庭作业。可悲之处在于，这与整体学习和成绩的提高并不相关。试着看看可以减少哪些无效作业。同时收起与学习无关的电子设备，让孩子的注意力更加集中，提高完成作业的效率。在家长会上反映家庭作业过多的情况，或者给老师或校长发送电子邮件进行沟通。对过度侵占睡眠时间的作业，可以选择不做。青少年总是感觉每一堂课和每一项活动都很重要，这是一个正常现象，因为他们的压力很大，他们很不幸地把考试看得很重。所以，父母应该向他们传递这样的信息：跟随自己的兴趣，照顾好自己的身心健康要比千军万马过独木桥更重要。还要记住，良好的睡眠可以使学习效率翻倍，所以如果你的孩子能够早些上床睡觉，那么他就可以做好准备完成第二天的任务。

女儿在学校待了一整天后，还要再进行棍网球训练。她会在下午6点左右进门，一头闷在床上，立即进入深度睡眠状态。她会这样睡上两三个小时，无论我怎么努力都叫不醒。当天晚上，她就会疯狂熬夜到凌晨两三点。然后第二天6:30，她又不得不爬起来准时上学，以此循环。她总是抱怨自己太累，都快累垮了。她说自己回家后必须睡那一觉。我要怎样做才能帮助她？

这是一种比较棘手的情况，因为这种作息习惯已打乱了青少年的昼夜节律，剥夺了孩子夜间睡眠的完整性。帮助的关键在结合她自己对身体疲劳的描述，善用同理心，认真倾听、理解并对她进行引导（详见第8章内容），使她发现自己的自我激励机制，从而做出改变。我们的目标是取消她晚间的小睡并让她坚持早睡。让孩子了解睡眠对运动表现或皮肤的益处，或者她关心的任何与睡眠有关的内容都可以对她讲。她可以从取消傍晚的小睡开始，坚持在合理的就寝时间入睡（如果是6:30起床，前一天晚上要在9:30—10:30就寝）。另一项选择是让她逐渐缩短小睡时间，每天减少10~15分钟，直到完全取消。这个方案的执行难度很大，因为她已经进入到深度睡眠状态。她需要设置一个闹钟，然后自己觉醒。接受清晨的强光照射有助于她的睡眠调整，新的入睡时间会与她的内部时钟同步。

儿子告诉我，他躺在床上睡不着，有时几个小时后都睡不着。我要怎样帮助他呢？

入睡困难是青少年最常见的问题之一。首先要认真研究我们提出的这5个习惯，确保你的儿子正在努力保护他的“睡眠泡泡”。接受清晨的阳光照射；周末多睡的时间不超过1个小时；睡前放松时间至少留出1小时并在这期间调暗灯光，限制电子产品的使用。所有的这些措施都很关键。如果做到这些后，仍然难以入睡，可以尝试附录中提供的放松技巧。如果在坚持执行以上习惯和技巧 2~3 周后，仍然不能入睡，那么你就需要医生为你推荐睡眠专家了，最好是专攻失眠认知行为疗法（CBT–i）的专家。

我的女儿会在夜里醒来，然后就再也睡不着了。她应该怎么做？

夜醒是正常现象。事实上，我们所有人都会自然夜醒。但是如果夜醒的持续时间超过 15~30 分钟，那么就需要调整了。如果夜间的总体睡眠时间只有七八个小时，那么她夜间醒来的这段时间就要引起重视了。首先，排除她房间或就寝流程中的“睡眠大盗”。电脑、灯光、手机等不利因素是导致夜醒的罪魁祸首。接下来，让她选择一套放松操或睡眠冥想（见附录），以供夜醒时使用。

完成这两个步骤之后，如果她夜间觉醒的时间依旧很长，可以尝试让她下床，走到另一个房间，阅读或观看电视（远距离观看，不要使用手持设备）直至产生睡意，然后，爬回床上睡觉。如果已经根据书中的 5 个习惯做出了调整，尝试下床活动后，仍然不能再度入睡，那么就和上一条提问一样，请向睡眠专家寻求帮助。

青少年睡眠锦囊

嗨，我们猜你是在父母、老师、教练的要求下才阅读这一部分的，当然，你也有可能是自发阅读的。很高兴你能读到这里！让我们快点开始吧。

睡眠会使我们的生活变得更好，这一点人人适用。如果你是一名运动员，可以在训练的前一天或当天夜里睡个好觉（8.5~10 个小时），这样有助于强化学习技能并提高敏锐度。睡眠时间的增加意味着体内可以分泌更多的生长激素，肌肉的增强和修复也会得到促进（这样可以降低你受伤的概率）。睡眠可以给负责智慧和注意力的大脑中枢前额叶皮层充电，如果你喜欢机器人、辩论、电子游戏或者任何需要反应速度或创造力的活动，睡眠将会给你提供很大帮助。如果你情绪低落，压力过大，感觉被负面情绪淹没，每晚 8.5~10 小时的睡眠可以平衡你的应激激素，促进多巴胺和血清素分泌，从而提升情绪，缓解焦虑。如果你想长高或改善肤质，那么再多睡一会儿吧（当然，你本来就很美）。睡眠还会使你更加乐观，让你尽情展现出自己的迷人特质。

父母可能只会讨论心理健康、成绩和驾驶安全，而这些都可以通过睡眠获得巨大改善，但是睡眠的作用并不止于健康和安全。花些时间阅读本章，与父母、朋友或老师聊一聊相关内容。你也可以趁夜偷走本书，自己独享。注意不要读得太晚哦！

07 父母退出舞台的中央

您对青少年的就寝和起床时间、健康睡眠习惯和日常习惯流程等有着什么影响？许多父母告诉我们，他们感觉自己已经完全失去了对这方面的控制。事实上的确如此，父母的角色也将发生应有变化。想到这些，我们总会心头一震，但我们不可能永远提醒他们按时睡觉，为他们盖好被子（写到这里时，我们也是心头一酸），我们总会缓慢而坚决地改变自己所扮演的角色。随着孩子一天天长大，青少年的选择、行为和睡眠习惯的实际控制者会自然地从父母过渡到青少年自己。

然而，从睡眠的角度来说，父母过早放手才是最为常见的现象。几乎所有 1 岁孩子的家庭都有固定的入睡时间和睡眠流程，其中也包括将设备带出卧室的要求。但是，短短几年的时间里事情就发生了变化：大多数 16 岁孩子的父母告诉我们，他们不知道孩子什么时候睡觉，孩子们对手机产生过度依赖，而父母则感觉自己完全丧失了控制权。对于刚刚超过 10 岁的儿童和青少年，父母不应过早放下自己的睡眠监管责任。对于这么大的孩子来说，早睡并设置固定的作息时间依然是完全合理的。父母还可以和孩子达成家庭协议，让他们在睡前放松阶段和在卧室中拒绝使用电子设备（更多相关指导，参见第 4 章和第 6 章）。随着孩子们的上床时间越来越晚，睡眠习惯也日渐废弛，于是从小形成的良好习惯便这样消失殆尽，但是父母往往并没有注意到这一过程。如今，科技产品正在以一种前所未有的方式吸引着青少年的目光，其所产生的精神刺激和睡前光线，对青少年大脑的影响尤甚。它们会从化学反应上抑制身体困倦，窃走应有的睡眠时间。这意味当孩子刚进入高中时，令他们遵守家庭协议和睡眠习惯格外重要。我们要记住，睡眠需求对青少年的身心健康格外重要。当青少年的睡眠习惯受到父母监管时，他们会更早上床并获得更多睡眠。父母的参与（可逐渐淡化）是青少年保持健康睡眠习惯的关键。

对于年龄稍大的青少年，方法要进行转变。父母可能无法直接控制青少年的就寝时间。希瑟清楚地记得，在她整个高中阶段，父亲都会在晚上 9:30 通知她："该睡觉了！"她对睡眠的青睐可能正是来源于此。不过那时的功课很少，也不需要面对智能手机或社交媒体带来的挑战。随着年龄增长，青少年会接过更多决策权，父母可以逐渐不再直接决定孩子自我激励的时机和方式，而是要引导他们获得良好的睡眠和自我感受。这意味着给他们提供睡眠的相关信息，帮助他们看到睡眠对自己所重视的事物所起到的作用。你可以给他们转发一篇关于睡眠的文章，让他们阅读本书的节选，让他们连续按时睡觉数晚并询问他们的感受（记住，青少年也喜欢良好的感觉），或者指出睡眠对运动、健康、体能、外表、创造力或学业方面的作用。我们已经知道，这些内容都可以通过睡眠改善。

一位爸爸最近告诉我们，他的儿子在打篮球并希望自己可以再长高一些，于是他告诉儿子睡眠时会分泌生长激素。把睡眠看成是最有效的增高训练，这是孩子喜欢的想法。下一章中我们将为您提供此类对话的示例。

我们将这种伴随时间而产生的方法和策略上的变化称为"父母淡出"。

使用这种方法，伴随着青少年年龄的增长及个人能力的增强，您将会见证父母对决定和习惯的控制力的减弱。

“我要”的驱动力

孩子天生就有内在的成长发展因素，人们在一开始无法察觉它的存在，但它会稳定而坚决地向前推进。它不会像动作技巧、语言、认知等因素的进步那样明显且可追踪，我们实现一个又一个里程碑，并为之欢呼雀跃，但它总是在幕后，推动着一项又一项突破。这是我们对更多独立性的一种与生俱来的不懈追求。让我们来看一看它的工作机制。

出生后的宝宝慢慢地会拼命翻滚、挪动，最后学会从你身边爬走。他们想动手探索每一个事物，并迫切地想要直立行走。从7~9个月就开始表达强烈意愿。

学习走路时，孩子一直不停地喊着：“我要！”当他们无法做到或不被允许时，就会崩溃。自主行为的吸引力冲淡了他们的所有理性，他们会一次又一次地冒险。

学龄前儿童会学着独立完成许多新鲜事物。他们的好奇心和“为什么”的提问似乎永无止境。孩子的进步速度总会让人叹为观止。他们对自己有着非常具体的计划和想法。

孩子在上小学后，越来越有小大人的样子了。他们会探索不同于父母的兴趣和爱好，并喜欢和朋友一起玩耍。

孩子长到十一二岁，渐渐更加重视朋友，有时会在家人和朋友之间选择后者。他们开始努力适应和寻找自己的身份，尝试不同形式的自我表达。

进入青春期，孩子无可避免地逐渐走出家庭的庇护。他们会自己做出决定，有时还会做出重大决定。不仅如此，还会增加交友时间，并减少自己与家庭的联系。青少年以一种未曾有过的方式挑战规则和限制，常常会产生一种强烈情绪，希望能“一个人静静”，并可能需要以此作为自己的回击方式。自主性和隐私意识是青少年迈向成熟的必要因素。

这种争取独立的驱动力可能会让父母感到紧张、难过，孩子的争取让父母仿佛经历了一场旷日持久的权力斗争。毕竟在此之前，父母一直管理着孩子生活的方方面面。从人身安全、生活内容、作息安排到饮食、睡眠及电子产品的使用时间，简直无所不包。在每一个阶段，父母的角色都与孩子的本能倾向发生直接冲突。孩子们喜欢探索和冒险，对抗秩序，常常会挑战极限和边界。随着青少年的独立性逐渐扩张，当他们追求个体身份、走向独立自我时，亲子间的角色冲突还会加剧。

孩子的独立是一种本性，如同离弦之箭无可避免。虽然我们也希望孩子们可以不断找到自我，提升能力，但是当看到自己逐渐不再被孩子需要，父母还是会感到一种莫名的悲哀。人类的独立进程比其他所有物种都要缓慢，这让父母有时间去欣赏生命初期的模样，也让父母在孩子独立时更难放手，不再被需要的事实总是让人难以接受。

朱莉：回忆起儿子走向独立的过程，我总会思绪万千，想起他离开学前班进入幼儿园的样子，进入初中和高中的样子，他第一次走出家门开始步行上学的样子，这些场景在让我感到惊叹的同时总会在心中涌起一种伤感。这让我陷入了一种恐惧，害怕他完全离开的那一刻，去读大学，去过自己的生活。我一度把这件事当成我人生中的一个劫难，我感觉自己无法迈过这道坎，但我还是迈了过去，事情发生得很自然，有一种水到渠成的感觉。让我同样印象深刻的是，他在历经这些转折时，并未承受多大痛苦。他轻松地告别学前班老师，走进幼儿园，享受着学校与同龄人的快乐，他的每一步发展看上去都是那么自然。事实就是如此，这正是我们的本性所在。

父母如果抵制这种对独立与生俱来的强烈渴望，表现出过强的权力欲和控制欲，就会适得其反。试图替青少年做决定或过分限制其自由的结果就是，要么把他们推开（“你不理解我！我必须背着你偷偷做”），要么伤害他们的自尊（“好吧，爸爸妈妈不信任我，一定是我能力不行”），要么为他们把路铺得过平，导致他们从未感受过一丝不适。

我们往往会低估孩子们的能力，无论他们处于哪个年龄段。他们天生就具有同理心，能够学习新技能并解决问题，他们会融入群体并发光发热。父母总会存在一种过度帮助的倾向，他们总是希望让孩子走上捷径（也因为他们喜欢这种被需要的感觉）。父母的过度帮助往往会导致青少年的许多技能得不到充分发展。如果我们在实用技能方面帮助过多，最终可能导致他们不会正确地使用刀具或叠衣服。如果我们过度帮助他们决策并制定未来方向，他们就会失去个人生活的参与感或控制感。

父母的控制“淡出”，避免对青少年的过度帮助，这一点的确很重要。但是“淡出”不等于撒手不管，父母要随着青少年能力的发展逐渐减少自己的帮助，而不是突然将控制权完全交给青少年（这也是很多父母对青少年睡眠的处理方式）。事实上，我们在研究和临床经验中发现，在生活中的许多领域，父母完全置身事外对青少年或整个家庭来说都是不健康的。你可能并不赞同这个观点，特别一想到青少年一边翻着白眼，一边在嘴里小声嘟囔的样子，或者你让他往左，他偏偏往右的架势，这时你会觉得自己完全没有插手的必要。但事实上，青少年的确还需要我们的参与和帮助，我们需要表现出好奇心，传授方法并保持沟通。这种从过度帮助转向支持的重要心态转变，在《自驱型成长》一书中，被威廉·斯蒂克斯鲁德（William Stixrud）和奈德·约翰逊（Ned Johnson）称为承担更多的“顾问”角色。他们建议了一种说话方式：“你是自己的专家，没有人比你更了解自己，没有人知道你的感受。”“淡出”是一门艺术，父母需要传递信任并敏感地将控制移交给孩子，而孩子们则在以惊人的速度成长着。

矛盾冲突和权力的争夺会让我们感觉亲子间的亲密爱意在渐渐远去。但是，如果能够扭转心态，我们就可以把它重塑为一种积极的自然驱动力。我们无须反对这种机制，只需要让它为我所用。这有时很难做到，但青少年的独特个性依然值得高兴。随着孩子对自主需求的增长，保持有效沟通和无条件积极关注至关重要。

“父母淡出”将有助于父母解决移交控制权的难题。本书将特别关注睡眠方面的问题，如就寝流程和电子产品使用协议。但父母可以考虑在青少年生活各个方面的淡出方式。

“父母淡出”的方法

“父母淡出”是一个简单概念，它可以帮助父母看清自身角色，避免帮助不足或过度帮助。这是一个阶梯性关系，阶梯的水平方向代表青少年承担更多责任的表现，而竖直高度的跃升则代表父母在看到这些表现后，释放给孩子的自由空间。这种观点的目的在于契合青少年逐渐走向独立的独特道路。这是一种灵活的演变，既要避免不必要的过度控制，也要防止在时机成熟之前过早放开管制。在这样的理念指导下，父母应当明白自己需要淡化的只有控制，而与孩子的联系、好奇心和兴趣则还是应当保持在较高水平，这也是父母能够做到的。

一开始，父母的控制较多，青少年的独立性较少，随着时间推移，孩子逐渐长成一个成熟自主的年轻人，他们也越来越多地承担起责任。在整个过程中，青少年最好历经多次失败、跌倒，从错误中汲取教训，自己想办法解决问题，并提高自己的决策水平。

阶梯水平条件示例

· 不需要提醒就能主动做家务。

· 外出时告知位置。

· 诚实，犯错误不隐瞒。

· 具有时间管理意识，无须提醒就开始准备睡觉。

· 遵守夜间禁令，遵守夜晚存放设备等家庭协议。

· 将完成家庭作业作为一种责任。

· 遵循“先工作，后娱乐”的原则。

· 不只将快乐寄托于电子产品。

· 表现出一定的洞察力和自我意识。

· 在家庭会议中提出个人想法。

· 不避谈睡眠和健康问题。

· 尝试自己解决问题。

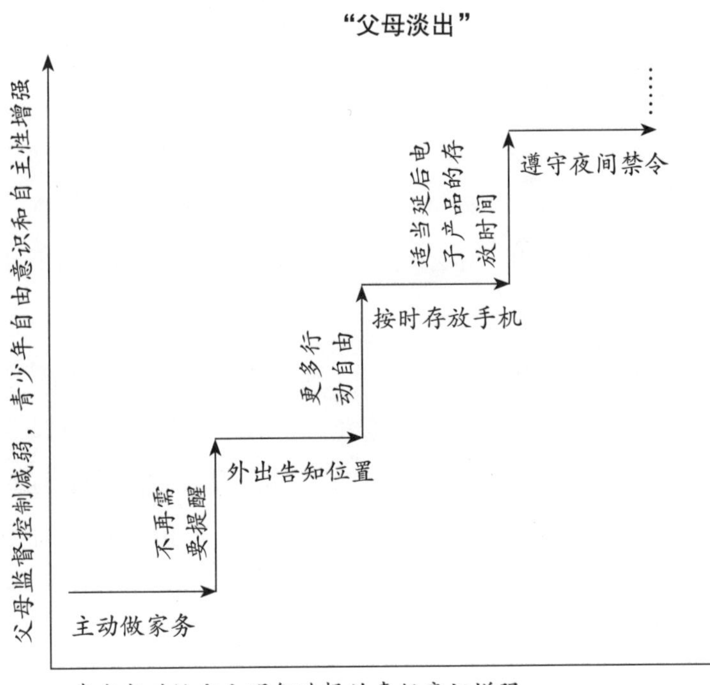

阶梯竖直条件示例

· 父母不再提醒习惯流程和熄灯时间。

· 给予青少年更多行动自由。

· 父母和孩子协商管理时间。

· 给予青少年试错空间。

· 父母不再涉足青少年力所能及的事物。

· 父母向子女提供睡眠知识，但不再控制睡眠和起床时间。

· 青少年感受到父母的信任。

你是否注意到，在阶梯跃升的指标中，并不存在年龄条件。年龄只是一种线索，并不总是孩子责任意识水平的明确标志。青少年成熟的速度各不相同，我们不能想着某天醒来后就对孩子说："你今天 10 岁了，这是最新款的手机，拿去用吧!"仅仅根据孩子的年龄或周边朋友的行为，就不假思索地给予孩子大量自由，这种做法会导致失败并使孩子产生挫败感。相反，阶梯跃升的指标是个人行为或心理成熟及个人能力的标志。如果孩子不需要提示就关闭了设备，写完作业才会看电视，这就意味着父母可以取消提示了，孩子也可以感觉到自己获得了相应的选择权和控制权。另一方面，如果孩子夜里偷偷把电脑带进房间（我朋友的儿子就会忍不住这样做），父母则可能要在"父母淡出"的进程中向下走一个台阶，重新明确限制，加强对该规则的控制。随着时间的推移，你会找到再次放手的时机。我们知道这个过程可能很艰难，但是不要怕反复。

即使是在诚实和遵守家庭协议方面，父母也不应该把孩子永远听话作为自己的目标。青少年应逐渐掌控自己的生活、想法和解决方案。父母不能希望把孩子培养成年轻版的自己，让孩子自动在父母所规定的框架内行事。父母应将孩子更加细致入微的成熟表现作为自己的"淡出"依据，与孩子合作并允许他们提出创造性意见。这样可以使孩子发挥出他们的自我激励机制。“淡出”的过程也包括给青少年留出失败和试错空间，这种切身的体验会让他们决心在下一次凭自己本事做出更好的选择。

低龄青少年

为保证睡眠健康，初中生需要设置固定的就寝时间。我们建议学生和父母共同计算出正确的就寝时间。这也意味着将就寝前的 1 个小时设为睡前放松时间，此时青少年应将电子设备放置在远离卧室的位置。随着智能手机的持有者不断低龄化，父母应尽早建议孩子睡前至少 1 小时不接触电子设备。记得要让孩子理解这种做法的重要意义，我们的整体目标在于让孩子感受到自我激励的驱动力。这对健康睡眠习惯的塑造也有着强大功效。

低龄青少年常常会表现出对卧室、习惯流程、时间和隐私等的掌控欲，这些都是正常的健康心理。这需要明确赋予孩子一定的掌控空间，同时也需要让他们知道有些要求是不容商议的，比如就寝时间及按时把设备放置在指定位置。许多 12 岁孩子的父母告诉我们，夜里孩子的手机就放在卧室。他们中有些根本不认为这有什么问题，其他父母则不知道如何做出改变。对于前者，建议回看本书第 4 章中介绍的研究。该研究清楚地表明，睡前使用电子产品或将其放在卧室之内会对睡眠造成延迟和干扰（记住，即使是多睡 30 分钟也能显著改善孩子的身心健康）。对于不知如何将手机和电脑请出卧室的父母，请记住你们的父母身份，围绕这些设备设置一系列行为界限，在尊重孩子的同时，提出明确要求。在下一章，我们将给出有关睡眠沟通的具体建议。

低龄青少年喜欢对日程安排具有一定的掌控感，所以父母在本能地亲身上阵、纠正孩子错误或下达命令之前，不妨先停下想一想：如果不加提醒，他/她会不会在睡前自己戴上牙套？忍住不去提醒，看看他/她的反应。父母可以通过这种方式了解孩子的能力，孩子自己也会有所察觉。一位同事讲述过这样一件事，她想知道自己10岁的孩子是否还需要她提醒和催促刷牙。一天晚上，她询问女儿是否已经刷牙，女儿表示已经刷过。妈妈摸了摸牙刷，还是干的。显然，她还不能放松对此部分日常习惯的监督。

青春期是学习时间管理和组织技能的绝好时期。例如，父母可以向女儿展示如何设置电子提示，或者教会孩子使用老式计时器或便条。她可以使用这些工具，也可以自行选择其他工具。记得要在晚上把她的书包（内有家庭作业）和球鞋或者第二天需要用到的其他东西放在门口。稍晚，她会听到洗澡的消息提示，在约定时间把手机放在充电器上，留出时间看电视、阅读并进行睡前的简单聊天。使用定时提醒代替人为提醒（或更为糟糕的絮叨）往往能够更加有效地培养孩子的独立性。如果使用消息提醒或闹钟，确保使用悦耳铃声，避免使用刺耳或负面的铃声。哎，为什么学校的所有铃声不能都像钟琴那样悦耳呢？有的铃声就像让人噩梦连连的蜂鸣器。而且随着睡眠临近，要确保睡前的最后一个流程平静愉快，令人期待。

当坚持围绕电子产品和就寝时间制定行动框架时，父母需要注意孩子日渐增强的独立需求。他们迫切地想要参与到决策当中，需要知道自己的声音和意见得到了倾听和考虑。让孩子加入讨论中，针对睡眠问题集思广益，讨论睡眠的时间节点、习惯流程及睡眠环境等内容。当得知自己的身体和大脑在此阶段适合略晚入睡时，他们会感到很兴奋。父母需要向孩子科普他们每晚所需的睡眠时间大约是9个小时，然后大家可以在家庭会议上讨论就寝时间，并询问孩子意见。当然，父母不会同意孩子们在凌晨1点入睡。但在得到你分享的科普知识后，你可能会惊讶于孩子们提出的合理建议。这是青少年成长发展的一个大好时机，他们可以知道什么对自己更重要，并可以谈论睡眠对这些重要因素的影响。即使从外貌和体能出发，也可以使青少年获得良好睡眠的动力。

大龄青少年

中龄和大龄青少年的大脑对体验和探索风险的渴望达到顶峰，这些体验和探索会增加奖励性化学物质多巴胺的释放。我们曾在第 2 章中讲到，奖励的驱动力会在这一时期达到顶峰，而围绕时间管理和就寝时间做出良好决策对 15~17 岁的青少年格外具有挑战性。在这一时期，由于在心理上更倾向于奖励而忽视潜在的不利结果，即使是在上一阶段颇具理性的青少年也有可能做出略带随意的决定。熬到深夜，继续玩让人持续兴奋的电子游戏，或者和朋友说笑个不停，在这一刻，不可抗拒的奖励往往会压过失眠的不利后果。

我们的整体目标是增加青少年控制权，这其中可能包含一些不稳定因素。在这一过程中，“父母淡出”是一个重要的辅助工具。在孩子成长发育的关键期，每个青少年的成熟程度和对支持、指导的需要程度都各不相同，各自需要的安全界限也大有差异。如果青少年并未做出安全选择，父母可能不得不走下一级台阶，暂时接过更多控制权。在涉及健康和安全问题时，父母不要放弃参与，这一点很重要。你不会放任孩子每天吃快餐，同样，你也不希望孩子每天熬夜，在教学日攒下“睡眠债”，并有着疲劳驾驶的风险。以下是中龄和大龄青少年睡前心态调整的相关建议。

采用全新方式与青少年分享自己了解的信息。把本书放在茶几上，或者朗读书中内容；向他 / 她的医生提及此事，或者与教练沟通，建议大家一起讨论睡眠对运动表现的促进作用……换言之，父母在传达事实时要注意方式和方法，不要过于直接。

相信孩子的自我激励机制，并引导其发挥作用。孩子们喜欢良好、健康、快乐的感受。虽然他们可能会表现得并不在意，但切身的感受会让他们折服。这也有助于孩子全面地了解睡眠并且提高睡眠在生活中的优先次序。问题在于，对于部分青少年而言，内部监督的形成需要过程，他们可能需要几年的时间才能获得良好的决策能力，从而成功抵抗奖励的诱惑。因此，父母需要更有耐心，坚持不放弃。如果孩子不再需要你的监督，请不要太过介意，也不要急于做出回应，继续努力，当一个善解人意的“传声筒”。记得要适时调动自己的幽默细胞。

如果青少年长期睡眠不足，父母可以尝试把改善夜间睡眠作为孩子被允许驾驶的条件。父母不会允许孩子酒后驾驶，同样也就不应允许孩子在睡眠不足的状态下开车。很大一部分车祸是由于睡眠不足引起的，此类车祸中青少年的风险最高。

青少年希望我们信任他们、倾听他们，对他们的已知信息予以肯定。他们不希望再被别人指手画脚，也不希望别人大包大揽。当然，他们确实希望父母准备可口的饭菜，开车带他们去见朋友，并定期为他们洗衣服、叠衣服。对除此之外的事情，他们还是想要自己完成。这也代表了青少年对隐私和自主的渴望日益强烈。多少人还记得自己在青少年时也曾有过这种感觉:“我可以自己做决定，有时甚至都不需要告诉你们!”站在父母角度，你可能会觉得无法理解。但你应该不会忘记，在相同年纪时父母的信任给你带来的重大意义。不要接管具体问题，尊重孩子对自身能力和他人信任的感知需求，他们需要你的鼓励。你可以这样对孩子说:“我知道事情并不容易。”“我知道你能搞定的。”“需要帮忙可以来找我。”

大龄青少年常常会明确表达出对隐私的需求，这关系到信任。我们如果信任孩子，就不需要监视他们的一举一动，也不会不加询问就擅自闯入。如果你在孩子的生活中发现了他有潜力承担更多责任，那么就要给他提供更大的隐私空间，尽管这很难办到。父母已经尽到了自己责任，教会了孩子分辨对错、确保安全的方法，使他们获得了良好的决策能力。这时，如果孩子可以感受到父母的信任和无条件关注，感觉到父母已经开始将其视为独立的个体对待，亲子间的距离就会被拉近，孩子在夜间更有可能向父母分享和倾诉。此后，当他们遇到棘手问题时，他们会毫无顾虑地向父母寻求帮助和建议。有趣的是，父母可以通过“淡出”的方式调整自己的角色定位，为将来与孩子建立更深的联系创造条件。

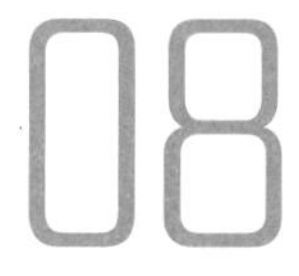

富有同理心的有效沟通：ALP 方法

我希望你知道，我尊重你的每一个意见，即使是错误意见。

——足球教练特德·拉索（Ted Lasso）

我们已经探究了当今青少年生活中“完美风暴”的各种因素，它们相互碰撞，将年轻人的睡眠打压到健康水平之下。我们还了解了保护和改善睡眠的习惯，利用内部时钟的力量使身体更好地适应我们的自然睡眠系统。

许多青少年父母都会面临这样的困境，由于亲子间缺乏有效的沟通方式，他们很难在一天快要结束时将书中介绍的方法付诸实践。他们担心自己与孩子之间的联系已经消失，不再具有给出建议的影响力或能力。父母们小心翼翼，如履薄冰，孩子们反应强烈，不是抓狂就是一言不发。有些青少年根本就不相信睡眠的作用——他们反对早睡，表示自己很好，坚持认为自己需要把时间用来写作业或者与朋友一起上网。

本章我们将介绍“调和（Attune）—限制（Limit-set）—解决（Problem-solve）”的 ALP 方法，父母可以通过这三个步骤实现与孩子的共情和有效沟通。我们也会提供大量示例帮助读者打破壁垒。我们在实践中，看到了家庭睡眠的各种形态：有的家庭并未围绕电子产品和就寝时间建立任何睡眠秩序，夜晚人人都在卧室的角落里沉浸在不同的电子设备中，没有固定的就寝时间；而有些高中生家庭规定了设备的睡前充电位置，将电子产品放到卧室之外，有着稳定的睡眠习惯及健康的睡眠。从无序到有序，情况各异。我们在这些案例的经验中得出了一个结论：无论你出身何处，改善习惯的关键在于沟通，它能使看似不可能的事情成为可能。

我们向我们的心理治疗客户、新生儿育儿小组、教师和家庭传授了 ALP 方法，它直指人类的核心真理，是克服困难、化解冲突、相互理解并解决问题的关键所在。在《这样沟通才有效》（*Now Say This*）一书中，我们也曾将该方法用于与婴幼儿、学龄前儿童之间的沟通，并对此进行了详细解释。在此，我们将展示此方法在青少年对话中的应用。

调和—限制—解决

我们可以通过许多机制让 ALP 方法发挥作用。在第一个步骤“调和”中，我们要通过语言或行为表达自己的感同身受和善解人意。在与他人沟通时，我们积极倾听不加评判，并接受他人观点，这样使我们渐渐明白他人的想法、感受和愿望。我们观察、聆听并带入角色，尽力去理解他们，不管他们的观点有多么难以认同和不合逻辑。调和可以使我们产生同理心，这是我们都希望且需要的。局面紧张时，这是最有挑战性的一步，也是最容易被忽略的一步。父母经常会直接给出规则，抱怨孩子不听话，或使用命令式语气，忽略了孩子的感受，跳过了沟通中最有价值的环节。同理心是人类固有的自然技能，但我们许多人都需要提醒和指导，在日常生活中的不断彼此调和中才能获得。我们常常发现父母对自己的朋友甚至别人家的孩子都能抱有一定的同理心和理解力，但当局面紧张时，他们却把这种简单有力的工具抛诸脑后。这是一种需要时间练习的第二天赋。调和是 ALP 方法的第一步，之后的两个步骤分别是限制和解决。

我们同样发现，虽然多年以来，人们围绕同理心和留心观察展开了种种美妙的文字描述，但是到了晚上，父母终归需要一个简单可行的计划。当你学步期的孩子在杂货店排队时大哭，惹恼了你身后的 15 个购物者，或者你的青少年女儿违反夜间禁令，不肯诚实地说出自己去了哪里，纵使你床头的育儿书里满是精彩的理论研究，但它们可能无法帮你立即解围。ALP 方法就像是同理心育儿领域的“学习指南”（Cliff Notes）。

实践中的 ALP 方法

调和—限制—解决：局面紧张时保持沟通

在遇到情感难题时，我们的本能反应往往会占据上风。我们情绪失控，大吵大闹，或者沮丧地摊手走开。ALP 方法的目标在于通过暂停、认真聆听、选择理解对方观点、坚持明确的限制并思考创造性解决方案的方式最高限度地发挥我们的主观能动性。被动式响应看似容易，但却往往会使亲子关系越拉越远，而当我们采用接纳性更高的方法时，亲子关系就会取得深刻突破。

ALP 方法的第一步是调和（A 步骤）。在 A 步骤中，我们要让对方感受到我们的理解，并尽力设身处地为他们着想。将表达同理心作为我们的起手式，它在父母和子女之间建立联系，为限制（L 步骤）和解决（P 步骤）创造了条件。此时父母和子女就从原来的对手变成了共同面对紧张局面的战友。让对方知道，我们对他们的观点感兴趣，即使对其中的某些观点并不赞同，我们也在意他们的所有感受，而不只是快乐、顺从的感受。这是打破僵局的关键。

调和和限制步骤共同作用可以达到双赢的育儿效果。这两个步骤起初可能看似对立，但它们的工作机制彼此促进，相互支持。

赢		赢
温暖	叠加	高要求
共情	叠加	明确限制
亲切	叠加	连续性

我们在工作中遇到很多父母，他们的意图很好，但主要的处理方法太过片面。有些父母努力表现自己的灵活、友好和善解人意，但最终会感觉自己过于纵容和疏于限制。还有些父母则非常重视立规矩和严要求。两种父母都感觉自己的方法没什么效果，如果遭到抵触，他们就会失去理智，提高音量、措辞严厉或加以训斥。ALP 方法提供了一个平衡兼顾的行动框架。我们在与家庭的合作中，一次又一次地看到这样一种现象：有些父母非常善于表现自己温暖、共情、亲切的一面，却无法保持对孩子的限制，他们往往只想着让孩子高兴或选择摩擦最小的途径；另外一些父母则更喜欢向孩子提出严苛的要求及不容置疑的规则，这往往会导致孩子的叛逆或无声反抗，还会使他们无法感知到自己的能力和父母的信任。这两种失衡的交互方式都不能使我们真正建立深刻的联系，两种片面的模式都会使信任受到伤害。

ALP 方法的双赢理念将帮助父母理解青少年，与他们合作，并促使青少年采取更健康的睡眠方式。

ALP 方法的三个步骤

调和——暂停、倾听，发挥同理心对孩子加以引导。设身处地从孩子的角度考虑问题，让他们知道你理解或正在努力理解其潜在意图、感受、愿望和全新的思维方式，并且不会加以评判。

限制——设置并保持合理限制，并向孩子解释限制原因。如果没有限制，请如实说明现状。

解决——支持孩子想出可接受的或效果更好的替代方案或解决办法。

第一步：调和

ALP——调和：意识到并接受另一个人的观点。向对方传达你对于他 / 她的想法和感受的理解或好奇。

青少年需要我们的高度共情和理解，重点在于我们需要对他们的感受和想法表示出肯定，告诉他们这些感受和想法不会给我们带来麻烦，也不会构成冒犯。要让孩子感受到我们的好奇，而非评判。这样才能保持沟通，而不是把孩子推向对立面。进入青春期后，孩子的感受会更加强烈，产生新的世界观，自我意识萌发，出现不安全感，尝试与冒险的需求增加。在这一关键时期，孩子需要我们接受并认可他们的经历，而这种能力需要彼此之间的调和加以拓展。孩子需要知道，父母有兴趣了解他们会成为什么样的人。

验证我们对青少年的假设

我们看待青少年的方式会影响青少年的自我认知，不幸的是社会向我们传递了一些有关青少年的负面信息，即使我们在主观上没有感受到我们的文化对青少年的影响，但在潜意识上，我们可能已经对他们做出了预设。审视这些预设可以让我们更加积极、包容地看待孩子。试想，如果我们摒弃冷嘲热讽的恶意视角，转而使用最大的善意揣测孩子们的意图，会产生什么结果？如果父母包容一些，用欣赏的眼光看待孩子，认可孩子的能力，他们会认为这些看法是对他们的真实反映，并会让自己更加契合这些看法。

无益看法	有益看法
青少年很自我	青少年自我意识和身份认同达到新高度
她喜怒无常，性格孤僻	她可能太累了
他嘟囔着回应我	我需要试着采用新的沟通方式
青少年靠不住	青少年本能喜欢冒险
我没法让她和我交谈	她已经准备好获得更多自由并接过更多控制权
他很懒而且从来不愿意帮忙	他需要找到自己在家庭中的意义和价值
她似乎讨厌我	这是她的说话方式，我需要保持距离
他只想和朋友在一起	他的朋友比以往更重要
我说什么都没用	她没有在针对我，她需要我留下来承受她的愤怒
我一说话他就发火	我没有让他感受到我对他的观察、倾听和感知
她一直都很情绪化	她很痛苦，感到抑郁或焦虑

当我们担心孩子，对他们的行为感到生气或者自身情感受到伤害时，我们最难完成调和步骤。然而，这些困难局面也正是最需要同理心的时刻。当我们从自动的本能反应转变为有意识的深度思考后，可以帮助孩子知道自己的价值和能力，让他们知道自己是有用的人。在得到肯定后，他们的自尊也会得到提高。我们要在他们的外在行为之下，看到更加广阔、真实的图景。

在睡眠习惯方面，调和步骤是帮助青少年卸下防御，并在各因素之间建立起联系的关键所在。父母将不再一直需要告诉他们去睡觉，相反，你需要帮助他们感受到自我激励机制。

在调和步骤中，传达理解的方法有很多。在实际工作中，我们鼓励每一个家庭找到自己的对话模式、身体语言和表达方式。在开始阶段，我们会提供一些工具、切入话术和示例来改变你的家庭沟通生态。一旦掌握了技巧，父母就会找到自己的方法——认识你自己和你的青少年孩子。以下是面对紧张局面时自动回应与调和回应的对比示例。请记住，这只是 ALP 方法三个步骤中的第一步，因此你的限制和解决步骤将在后续行动中给出。

场景：孩子的回家时间晚于夜间禁令的规定时间	
自动回应	你昨晚回家超时了，不准进门
调和回应	听说你昨晚十二点半才回家，发生了什么事吗
场景：你反复要求孩子放下手机，孩子就是不听，还是在玩着手机	
自动回应	跟你说了八百六十遍了，把手机扔掉
调和回应	哎，我知道你放不下手机。相信我，我有时也这样
场景：你 12 岁的孩子正在打电子游戏，而此前你已经提醒过他该关机了	
自动回应	关机，现在就关！不然我就取消你的特权了
调和回应	根本停不下来？多少级了？年轻人可以呀

续框

场景：孩子说："我朋友睡觉时手机都放在卧室里"	
自动回应	噢，他们做得太差了
调和回应	确实，成年人也一样！看来你已经注意到把科技产品放在卧室已经十分普遍了
场景：孩子早上需要叫 10 遍才起床	
自动回应	我不想再叫你起床了，太费劲了
调和回应	你早上真的很难起床。看得出来你睡得很深而且正在梦中。我知道那种感觉
场景：到达规定时间后，孩子仍没有把手机拿出卧室	
自动回应	好了，把手机拿出来吧。我会在 48 小时之后还给你
调和回应	我明白，你 6 点才训练完回家，还有那么多的作业，很难找到时间和朋友交往
场景：孩子告诉你朋友对她很差劲	
自动回应	我敢说她绝对是在嫉妒。别和这种人交朋友了
调和回应	这感觉一定糟透了，能再多说一点吗
场景：低龄的青少年孩子电脑用到很晚	
自动回应	我放弃了，我管不了你。想几点睡几点睡吧
调和回应	你不得不做的事情太多，自己想做的事情也太多，我都看在眼里，确实很难关机
场景：你试图问孩子问题，他竟然对你大吼起来	
自动回应	别冲我喊，懂不懂得尊重人？我不就是想问问你吗
调和回应	暂停——好吧，你有心事，等你心情好了再给我讲吧

父母的调和方式取决于父母与孩子之间的关系及现场的具体情况。有时主要关系到肢体语言和语气，话语部分涉及很少，其他情况则更多地涉及谈话内容。随着时间的推移，父母会找到专属的自然方式向孩子传达自己的同理心。下文给出了启动调和的最佳方法（或“工具”），你可以根据不同场景，自然地选择其中的一种或多种使用。

调和工具 1：暂停，深呼吸，对孩子说：“请说下去”

在面对青少年困境时，有些父母自认为已经知道了答案或者急于想发表自己的意见，会产生一种迅速解决、否定或评判青少年困境的冲动。这个简单的工具将有助于父母克制上述冲动，拉住自己，做个深呼吸，仔细聆听孩子们的意见。把手机屏幕朝下，放在远处，关闭电脑，与孩子进行眼神交流。不时点头示意，保持聆听，或者说“啊，这样……”或“说下去”。这样会表达出自己的好奇心，让青少年可以分享更多。不要使用其他线索或先入为主的观念预测孩子会说些什么，以一种真正开放的态度聆听孩子的全新想法。父母会有很多机会说出自己的想法，但在此之前，要多多了解孩子的观点。暂停也给双方激动的情绪留出了缓和空间，一两分钟之内可能就会缓和下来。局面紧张时，时间永远是我们的朋友。

调和工具 2：想象一座冰山

在大多数艰难的互动，特别是亲子互动中，我们往往会死死盯住直接的明显行为：不守规则、不听话、对我们耍脾气或翻白眼。但这些现象只是冰山极小的一角，不难理解，这也是我们大多数人的目光聚焦之处，我们最终会推动事态升级，彼此争论、大喊大叫，或者受到所有困扰我们公开行为的伤害。在很多情况下，我们并没有真正发现冰山的更大部分——那些真正发生在表象之下的事情。

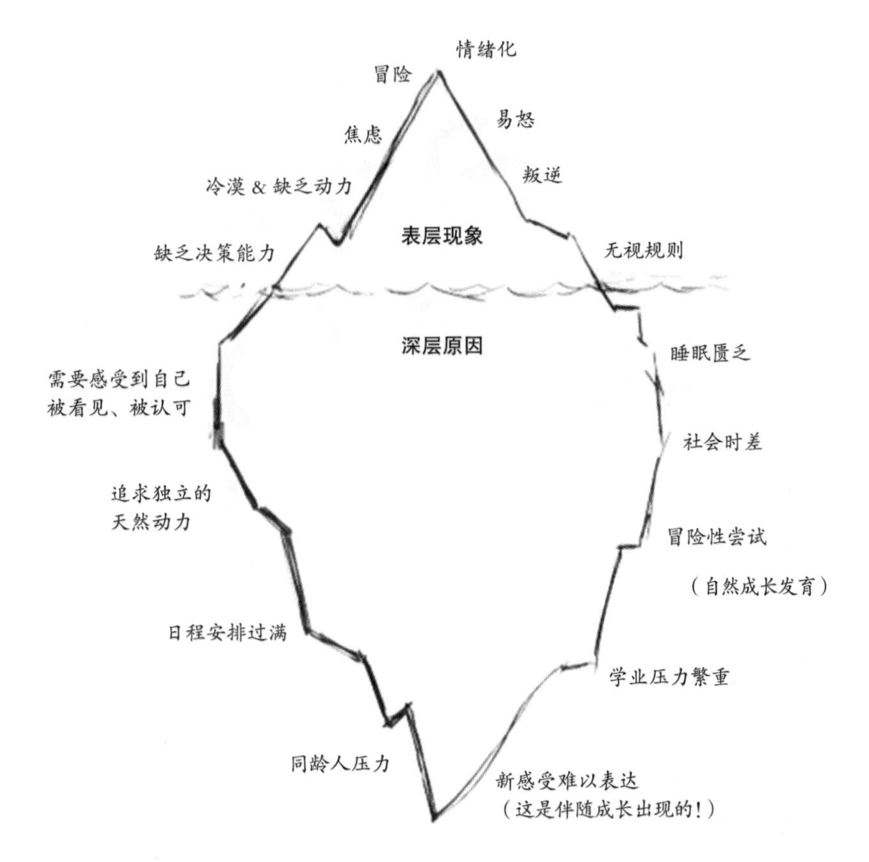

这是因为人类的心理太过复杂，不可能一直完美地直接表达。孩子外在的言语行为只是表层的一个剪影，往往无法展现出表层之下巨大而复杂的情感动态。而我们对冰山一角的纠结往往会导致沟通陷入僵局。以冰山作类比有助于我们透过明显的外在行为，了解在更深层次上真正发生的事情。这并不意味着父母放任孩子做出不可接受的行为或忘记已达成的家庭协议，但这意味着父母眼界的提升，他们将不会再把事情归咎于个人，或者让挫败感影响自己对孩子的关怀。孩子可以从中感受到疑问的好处，表明父母的信任并持续下去。

如果我们对冰山的水下部分心存好奇，自然就会更好地与孩子共情，避免感情的双向伤害，或心生怒气而彼此疏远。即使只是简单承认冰山之下还存在着深层内容，并尝试着去理解，也可以让孩子适当卸下防御，减少来自父母（及他们自己）的评判压力。这是一扇通往讨论、思想与合作的大门，是扭转冲突的核心所在。它为青少年敞开了空间，让他们找到了自己的自我激励机制，这也是推动他们改变的唯一动力。这样父母就会打破僵局，转而为青少年的成长搭建舞台，寻找解决方案，弄清楚潜藏在表象之下的深层原因，并使用与之契合的方式支持孩子。

场景一

一位爸爸很苦恼，他的儿子行为失控，言辞粗鲁，父子间几乎所有事情都针锋相对。爸爸一直想纠正儿子粗鲁的语气，他说:“不要再对我使用这种语气。我只想和你谈谈。”“嘿，这伤害了我的感情。”但是儿子仍未改变自己的语气，父子间的关系也似乎越拉越远。

退一步讲，从另一个角度思考，爸爸和儿子失去了共同的快乐，他们可能也正在为之哀伤。在冰山下层，儿子真正缺少的是与父亲之间的联系，这种联系与日常生活中的责任和忙碌无关。在儿子还小的时候，经常和爸爸坐在一起玩乐高积木，连续 1 个小时都不曾间断。但如今，他们失去了共同语言。儿子并不能直接表达出来（他可能并没有意识到发生了什么），不过他已经通过失控的行为表现了出来。

爸爸没有说明原因，就带儿子去看了他想看的电影。他没有选择开车，而是提议走路去电影院，他故意告诉大家手机放在了家里，如果有事就等他回来再处理。回家路上，两人边走边笑，谈论起电影中的场景，二人甚至聊起了许久没有聊过的事情。负面语气一扫而空，爸爸并没有直接解决问题，而是解决了冰山一角之下的问题。

场景二

想象一位妈妈在凌晨 2 点左右听到 18 岁的儿子回家，她一直躺在床上没睡，担心得要命，于是她走出去和儿子进行了下面的对话。

妈妈："你才回来吗？你 1 个小时前就应该到家了！"

儿子："没事，你不懂，我没有其他选择。"

妈妈："你当然有选择。你就是在无视规则！"

儿子："我去睡觉了。"（走开。）

母亲又一次地停在了冰山表层，她只看到了事情的表面因素。母亲的忧虑和无助使她产生了过度反应。我们都知道，当我们担心孩子安全时，会感到多么愤怒，我们的话语间也会夹杂着这种愤怒。这样的对话中缺乏有建设性的真正的沟通，父母也没有兴趣探索事情的真相和孩子的感受。她与儿子之间的联系被切断了。

现在，让我们设想一下这样的沟通方式。

妈妈："嗨，才回来吗？发生了什么事吗？"

儿子："没事，你不懂。我没有其他选择。"

妈妈："能跟我说一说吗？我想了解了解。"

儿子："好吧，迈克和女朋友分手了，我不想把他一个人丢下，他真的很惨。"

妈妈："很高兴你愿意告诉我。小伙子真可怜。我知道了，你做得对。"

儿子："是的，我不知道还能怎么办。"

妈妈："下次再遇到这种事时，能先打电话跟我说明一下情况吗？我整夜都躺在床上睡不着，担心你的安全，这种感觉真的很难过。"

儿子："好的。我还以为你会生气，我怕你直接叫我回家。"

妈妈："我会努力了解你的情况，如果我做得不够好，你也可以提醒我。我们可以设计一个暗号。'菠萝'怎么样？"

儿子："好的，晚安老妈。"

妈妈："你需要我上去给你盖被子吗？"

儿子："菠萝，老妈。"

在本示例中，妈妈很好奇背后的深层原因，想知道到底发生了什么，于是要求儿子告诉她更多（甚至还用了一点幽默的方式）。最终，她得知了孩子面对的具体困境。她在这个层面与儿子建立联系，创造机会达成协议：如果再遇到类似情况，儿子将与母亲沟通。母亲对冰山水下部分的关注给儿子带来了足够的安全感，同时也为自己开辟了一条通道，让儿子知道了她的真实感受（藏在表象之下）是害怕而不是愤怒。

父母不可能每次都发现潜藏在表象之下的深层原因。没关系，经常倾听青少年的心声，让孩子看到你试图了解的态度，就可以建立亲子间的信任和亲切感了。父母可以这样表达："我能感觉到有事情发生，没关系的，我随时准备倾听。"这会让孩子在未来的生活中更容易敞开心扉。

父母冰山

当我们情绪失控、大吵大闹、唠唠叨叨或摊手走开时，我们通常会感到这并非最佳的育儿状态。我们感到与孩子断开了连接，而且断开连接的不只有孩子，还有我们的真实感受。在这些时刻，我们感觉非常孤独。发生这种情况的原因在于，在我们看到的表象之下还发生着更多事情。每个人都有属于自己的冰山，在与孩子关系紧张时，我们的真正感受往往是恐惧。我们害怕自己做得不好，害怕对孩子发展不利，害怕自己做不好父母，或者害怕自己已经丧失了亲子联系。这些恐惧很常见，也非常痛苦。

把这些因素联系起来，看一看属于父母的冰山底层。调和自己的担忧与恐惧可以帮助我们在家庭关系中建立更多联系。ALP 方法适用于各种维度的关系，其中也包括我们与自己的关系。

调和工具 3：良好的服务员式沟通

我们外出就餐时都曾遇到过质量低下的服务。服务员心不在焉，不知所踪或者下错订单，让我们的体验跌至谷底。不幸的是，有时这就是孩子眼中的父母形象。其他时候，有些服务员则要好得多，因为一心保证订单的准确性，所以他们会自动认真聆听并回复确认。这时我们会感觉："哇，他听懂了！"简单回应你所听到或理解的内容，使对方感到自己被认可而非被评判。

这是促进自我激励的关键工具，因为它关系到孩子的亲身体验，而不是父母的意见、判断或专业知识。它使孩子们的关注点从父母的想法转向自己的想法，这是孩子激励自己做出健康行为（包括睡眠）的关键所在。

当青少年与你交谈，表达自己在交友过程或学校生活中的不顺，告诉你自己有多忙、多累、多疲惫，或者列出他 / 她不能多睡的诸多原因时，这条技巧工具会非常有效。紧跟孩子的思路，不要判断、纠正或进行争论，只须转述你所听到的内容。

服务员：

"您好，您点了一份凯撒沙拉、一份特质鸡肉还有一杯气泡水，是这样吗？"

妈妈面对 4 岁宝宝：

"我知道了。你现在不想洗手，而且还想吃点东西，是吧？"

父母面对青少年：

"你感觉事情在掌控中。"

"训练和作业对你真的很重要。"

"感觉你被拖住了，似乎没有足够时间做自己想做的事。"

"感觉你把睡眠的优先级排在了最低，是这样吗？"

"你要做的事情真多。"

"你说自己能够处理，但你觉得我们好像不信任你？"

"这似乎是目前最重要的事情。"

父母如果一开始就表现出自己的本能反应，那么就很可能被孩子拒之门外，而孩子则会面对着自己的困境孤立无援。通过使用良好的服务员式沟通技巧，父母可以掌握孩子最真实的状态并以此作为后续动作的出发点，同时拒绝了判断、纠正或争论的冲动。这种调和工具简单有力。孩子从中感受到了父母的观察与倾听，这是实现共情的基础，为最终的解决问题打开了一条通道。这种接纳能力是保持亲子沟通的关键。这样孩子才能把你看作可以提供帮助的自己人，而不是爱吵架的（和令人讨厌的）对手。

在下述示例中，爸爸忍住了指导女儿的冲动，坚持扮演了一个优秀的服务员角色。

女儿："我要做的太多，你不懂！"

爸爸：（点头。）"我知道，你确实时间很紧。"

女儿："我已经在尽力了，但我没法早睡，这根本不可能。"

爸爸："你好像每天都没有空闲时间。你被框住了，完全地框住了。"

女儿："是啊，训练就要2个小时，我还要在学生会开会，给食物赈济处送货，给五年级孩子做家教，之后还要给篮球比赛当裁判……这还不包括我的家庭作业！"

爸爸："光是处理这些事情就要用很多时间了，之后你还有几个小时的作业要做。"

女儿："我要做的事情太多了。一开始它们看起来还不多，但后来都叠加到了一起。"

爸爸："是的，它们乍看之下都还不错，但放到一起就……"

你可以发现，青少年开始自己建立联系了。建立的速度可能并没有那么快，但是女儿已经可以告诉爸爸她疲于应付了，并且她已经开始注意到自己当前的困境并试图了解困境的形成原因。在某些情况下，你只需要采取A步骤进行调和，扮演好服务员的角色，就能帮助孩子自己得出结论。而其他情况下，则需要你使用L步骤和P步骤跟进，接下来我们将马上介绍这两个步骤。

服务员式沟通的巧妙之处在于，父母可以通过专属青少年的话语为自己赢得时间，让自己能够更好地注意到并调节自己的自动回应、评判或给出解决方案的倾向。作为心理治疗师，我们在读研究生的第一年就曾学到过，但很多人都没有机会实践这项基本技巧。良好的服务员式沟通是达成同理心的附加策略。

自我激励：赢得孩子支持

如果孩子对改善睡眠不感兴趣，简单地提供建议往往并非有效手段。青少年往往会将这种行为看成是在对他们进行说教，这样可能会增加他们的抵触情绪，使他们更加听不进去。研究人员发现，父母的建议往往会在青少年头脑中引起无声反驳。这并不意味着父母不能提出自己的想法或向青少年提供信息。事实上，这些做法很重要，虽然有些信息看起来并未生效，但请相信我们，这并不影响做法的重要性。上述研究只能说明要把帮助孩子找到自我激励机制作为我们行动的最终目标。由于青少年的情况各不相同，寻找的过程也有所差异，有些孩子可能只需要简单地问几个问题和转述一些数据，而其他孩子的过程可能更加曲折漫长。青少年需要自主权，他们不喜欢像小孩子一样被人指手画脚，说三道四。很多青少年也喜欢了解自己的大脑和身体。

从他们在意或抱怨的事情入手，找机会谈一谈睡眠问题。例如：

“这个数学作业太难了。”

“我肤质好差。”

“我总是受伤。”

父母可以问一些开放式问题，以一种更为有益的方式传递信息。

不推荐说：“你知道青少年每晚需要睡 9~10 个小时吗？”而推荐说：“请看这段。”

不推荐说：“你觉得睡眠够用吗？”或者“你不认为需要更多睡眠吗？”而推荐说：“你感觉睡眠怎么样？”

不推荐说：“你认为自己需要早点儿上床睡觉吗？”而推荐说：“你觉得现在的就寝时间和起床时间怎么样？

不推荐说：“看得出来，你累了，睡觉去吧。”而推荐说：“我看你在看电视时睡着了。”

不推荐说：“手机会不会让你分心、让你熬夜？”而推荐说：“你有没有注意到电子设备和睡眠的关系？”

更多开放性问题和观察如下所列。

“这本书里有一个问题清单，这说的不会是我吧？我就是睡眠匮乏！”

“哇，看了这一章高中过早上课的内容，我才意识到你们有多辛苦。这有点儿吓到我了，没想到有这么严重。”

“家里有谁起床后还有些发蒙？”

“家里有谁会在开车时犯困？”

“你今天感觉怎么样？我看你昨天很晚还开着灯。”

“我知道你认为我对你的睡眠过度关心了。你觉得这样不合理吗？”

“你现在重视哪些事情？”

“你最喜欢什么？”

“这很疯狂，我们小的时候，没有人在学校谈论这个问题——

我们不知道在睡觉时身体会进行这么多的活动以促进生长发育。当得知科学家发现睡眠对你这个年龄段的孩子有这么大帮助时，我们都惊呆了。”

请记住，对于低龄青少年来说，围绕手机、熄灯时间和就寝时间等制定家庭协议和指定固定的就寝时间仍然是非常合理且重要的。我们曾在第 7 章中说过，我们经常看到父母因为孩子的独立需求增加，就过早地弃用了这些规则。独立是美好的，但请记住，当下科技的力量和科技产品的诱惑是此前任何一代青少年都不需要面对的问题。因此，有些青少年需要更多支持才能实现睡眠与现实的平衡。

调和工具 4：解说员式沟通（不要做裁判）

解说员式沟通是保持交流的又一大工具。这是一个保持中立的好方法，父母可以借此传达调和与理解并收集事实，同时还可以克制自己的本能反应，让自己有时间收集信息。当遇到棘手事情，或不知道该说什么时，你就可以描述眼前发生的事情。只描述事情的经过，不加以评判或贸然给出结论。就像一名优秀的体育解说员，只播报事实。好的服务员会转述青少年的话，而解说员则更多描述正在发生（通常发生在他人之间）的事情。比如说你听到隔壁房间发出一声巨响，你走进去发现孩子们正在互相大喊大叫，同时你还看到一个坏掉的电视机遥控器。

本能反应：“喂，安静！这是谁干的？”

解说员式反应：“哦，这里好像发生了什么事情，声音真大，地板上还有电视机遥控器碎片。”

在此过程中，你收集了信息，同时也让孩子们知道你把他们的挣扎看在眼里，而且你并没有轻易地下结论。随着孩子们渐渐长大，我们希望他们能在我们的支持下自己解决生活中遇到的冲突。解说员的身份可以让孩子们感受到父母的在场，但是父母却并不一定要给出答案。如果他们需要你提醒家庭协议和规则，或帮助他们解决问题，那么你将需要采取后续的L步骤和P步骤。

在以下示例中，儿子在超过就寝时间几个小时后还没有睡觉，妈妈就采用了解说员式沟通工具。

妈妈："嗨，宝贝，你还没睡。你的教材和作业本还在外面放着，灯也亮着。"

儿子："是啊，我没有注意到时间。"

妈妈："我知道，你眼睛都快睁不开了。"

儿子："其实我好几次差点睡着了。"

谈话并没有到此为止，妈妈仍要坚持对孩子的限制（L步骤），并辅助儿子解决（P步骤）。但是，在这一示例中，我们可以看到，妈妈利用解说员的身份为儿子打开了一扇门，提醒了儿子他忘记了时间，而且现在非常困倦。这是很了不起的。儿子没有想为自己的感觉辩护，这有助于孩子建立自我激励机制。他感觉到妈妈和自己站在一起，而没有站在自己的对立面。

一位爸爸下班回家后发现孩子们正在看YouTube视频。

爸爸："嗨，你们两个什么情况？看视频看得这么入神……书包还放在门口没打开，狗子好像也想出去遛遛。"

女儿："哎呀，我们只是想看看朋友发过来的视频，然后我就沦陷了。"

儿子："我刚要带四月（狗名）出门，然后就被视频吸引过去了。不好意思，四月，我现在就给你把绳子系上出去。"

在这个例子中，爸爸利用解说员式沟通的方式帮孩子意识到了自己的行为并进行了自我纠正。他们知道自己该做什么，不需要父母的唠叨或责备。

调和工具 5：加入孩子并巧用幽默

你是否曾放下手中忙碌的事情，坐在沙发上悠闲地吃着酸奶和洋葱片，和孩子一起看《我的世界》(*Minecraft*)(一款沙盒类电子游戏)视频？如果孩子愿意和你一起看，你会更加了解他们的观点。是的，你可能完全听不懂视频里说的是什么，但还有什么能比幽默和自嘲的效果更好呢？如果你把视频游戏、社交媒体或网络内容当作洪水猛兽，你就会和孩子形成一种敌对状态。相反，如果你使用“加入孩子并巧用幽默”的工具，孩子就会和你站在一起。

深入挖掘自身性格中的幽默因子，找到自己的幽默细胞，营造轻松的家庭氛围。开个玩笑可以立即缓解空气中的紧张感。你不需要一直这样，但试想如果你不再叹气或责骂，而是在电视机旁跳一段搞笑的 TikTok 热舞来吸引孩子们的目光，会是什么效果？父母必须了解孩子，知道什么能让他们破涕为笑，不要害怕出糗，也不要被孩子的白眼吓到。当大家陷入消极模式时，必须有人打破僵局，而你作为父母应当担负起这个责任。下面是一些比较老派的父母幽默的优秀示例。

· 哎哟，我的天才宝贝女儿又被 YouTube 拐走了！我要在哪里点击“喜欢”和“订阅”才能让你把笔记本合上，和我一起在沙发上看节目呢？

· 我知道很难切换到睡觉状态。我小时候经常在夜灯下看书几个小时。那还是在很久以前，我就待在一个小木屋里，我还能听到恐龙在院子里游走的脚步声。

· 太疯狂了，我也和你一样被手机拿捏了。我发现自己一直在 Instagram 上刷我甚至不感兴趣的动态。你知道吗？这里还有专门介绍酒店地毯的账号呢！

· 呦，都 9 点了，晚安信箱里还没有电话打进来吗？难道我的晚安信箱被打劫了？要不要打电话报警？

· 嘿，游戏里有没有 NPC（非玩家角色）跑出来让你关机，一天跑 10 次的那种？他们赢过没有？我就是想问问我的胜算有多大。

· 家庭作业又增加了，真的吗？哪个老师留的作业最多？我要传送去他家里。

· 我知道你认为这款防蓝光眼镜看上去很呆，但它真的可以阻挡大量的笔记本光线。现在我就只怕甜饼怪偷袭我了，快看看我！

调和工具 6：情绪波

几乎所有人都能记起完全被情绪淹没时的感受。一位母亲曾将这种感觉描述为“愤怒如液体一般灌满了整个身体”。一位可爱友好的青少年告诉我们，他感到愤怒时，就会有扔东西的冲动——事实上，在那一刻，他几乎感觉自己必须通过扔东西来表达愤怒，仿佛不发泄出来自己就会爆掉。然而，这种情绪的高峰期是会消退的，我们几乎总会在过段时间后感觉好一些。

情绪波工具对父母和孩子都有很大帮助。我们可以把情绪想象成巨大波浪，有时甚至是风暴，它不断地冲刷着我们，但终会消退。我们在一天的不同时段有着不同的感受，但艰难、强烈的感受如同夏天的暴风雨，在天空中倾盆而下，随后很快消逝。

想象自己是一位船长，航行在复杂的生活水域中，孩子是你的 VIP 乘客，随着年龄增长，他们会成长为副船长。你要关注地平线，把目光放在远处，看清大局，不要被船下水面的起伏情况所迷惑。你想让孩子感受到，他们的感受是正常现象，强烈的情绪终会消退，我们会一起共渡难关，一切都会过去。

朱莉：我记得在儿子步入青春期后，有很多人告诉我：“相信我，他会回来的，这需要时间。”他们并没有说错，青春期有时会像一场漫长的风暴，父母需要知道的是风暴终会过去。风浪来来去去，再大也会消退，这场漫长的风暴也是如此。我们需要时间和耐心，坚持付出无条件的爱，不要介意孩子们的行为，宽宏大度一些，并保持幽默感。

在家庭日常流程和睡眠习惯方面，调和步骤是青少年卸下防御的关键，经过这一步才能更快地把相关因素联系起来。最终，孩子会在良好的睡眠习惯与敏锐、积极、高效和健康的个人体验之间建立联系。如果父母不再纠结于孩子的表面行为，孩子也不再忙着对抗或逃避父母的相关反应，并开始感受到真正的理解，告别责备与羞愧，这时，孩子就会告诉父母自己有多需要和父母就所遇到的困难局面进行真诚交谈。

第二步：限制

ALP——限制：声明限制或规则，并简单给出原因。

在你通过调和步骤表现出对孩子的理解之后，就可以准备对孩子设定限制了。限制将包括家庭协议，以及学校与其他外部实体的规则，或者父母需要传达的其他任何界限。正因如此，定期举行家庭会议有助于父母和孩子在规则、日常习惯和责任等方面达成一致。这样大家可以从共同的理解出发，从而降低限制（L 步骤）的难度。

父母在声明限制时，也要简单说明限制原因。例如：“你需要关闭设备了，现在已经9点钟了，记住，YouTube希望你整晚都不睡！”给出理由后，你的身份就会从“立法者”变成“指导者”。你也会通过这种方式帮助孩子理解并内化家庭协议和限制背后的原则和道德，使其获得内在的判断力，孩子也会由此受到更多尊重。

站在睡眠习惯的角度，青少年孩子仍然需要设定合理限制。你可以通过“父母淡出”的方式，根据青少年的成熟程度调整设置限制的方式。对于低龄青少年，父母可以围绕日常习惯、电子产品使用和就寝时间明确规定限制和规则。之后，随着青少年逐渐掌握相关方面的控制，父母可以把重点放在引导青少年发现自我激励机制上。

在智能设备和互联网出现以前，让孩子坚持良好的睡眠习惯要简单得多。诸如固定就寝时间、将电视放在卧室外等规则即使并不严苛，我们在青少年时期也能做得很好，因为当时的科技没有那么强的诱惑力。当我们还是青少年时，我们可能会熬夜，和朋友通电话、听音乐或者看电视，但这些都算不上什么。如今电子设备及其相关内容所产生的参与感和活跃度相比当年呈指数式增长。这是我们当年在卧室里打座机或者用音响听 CD 的体验所无法比拟的。

我们无法让时间倒流回那些简单的日子，那时我们还要通过绕在房子周围的电话线通电话。因此，当我们为人父母时，必须投入更多努力才能保持与当年相同水平的限制。科技的诱惑力让人难以置信，甚至带有上瘾性质，有时会给人一种不可避免又无法阻挡的力量感。有些父母担心如果对夜晚关闭设备和熄灯等活动做出限制，孩子就会不再喜欢他们，这种担忧可以理解。但这种担心并不会发生，如果父母在询问时不使用评判的语气，大多数青少年都会表示自己需要对设备进行限制，我们都是如此。

限制工具 1：我知道你懂

让我们面对现实，孩子已经了解了大部分规则。与其简单地重复一个他们已经知道并厌倦的限制或家庭协议，不如尝试使用更进一步的方式说出限制或协议。“嘿，我知道你是明白这一点的，但是……”“不用我说你也知道……。”这样可以让你不再那么唠叨或把青少年当成小孩子。有些青少年会把话说得很清楚：“你只是在告诉我已经知道的事情！听你的说话方式，就好像把我当成了孩子，或者说当成了傻子。”而有些孩子则只会翻白眼和叹气。父母们习惯了多年来对规则或限制的简单陈述，一时间可能很难想起要进行这种转变。但是这种方法确实可以改善亲子关系，使之向着积极的方向发展。

限制工具 2：化消极为积极

“不要告诉我们不能做什么或放弃什么，而是要告诉我们可以做什么，这样会对我们更有帮助。”我们要记住这一点，花点时间把设定限制的表达方式从消极转变为积极。比如说：

消极说法：“马上关掉，不然以后就不让你玩了。”而积极说法：“好的，时间到了，我们带狗出去跑步吧。你看它在盯着我们，它知道时间到了！”

消极说法：“熄灯时间到了，别看电视了。”而积极说法：“熄灯时间到了，该进被窝了。咱们明晚再看。”

消极说法：“哎，别玩手机了！时间到了，该把手机拿去充电了。”而积极说法：“小伙子，看看时间吧。现在是洗澡和上床看书的时间，我也要去了。”

限制工具 3：跳出“我的话就是命令”的思维模式

“我的话就是命令。”设定这样的限制并不会使孩子达到父母设定的长期目标。身为父母，设定限制的目的并不在于培养孩子的无意识顺从、盲目遵守权威，而是让他们能站在更高的原则上做出决定。我们要让孩子形成这样的判断模式：我这样做是因为我知道这是一个正确良好的选择，而不是因为有人告诉我应该这样做，如果不这样做可能会受到训斥或惩罚。因此，父母的目标是让孩子在没有人监督指导的情况下做出正确决定。这也就是培养道德评判标准的含义所在。

向孩子解释限制和规则背后的原因。此工具的目的是帮助青少年培养一种是非观念，并让他们以此审视世界。我们的目标是培养孩子的批判式思维能力。

在与任何人的交流过程中，对限制加以解释都是一种表达尊重的方式。例如：

不要把手机带到饭桌上，因为这是我们全家为数不多可以聚在一起的时间，我们正好借此机会互相建立联系。

要“先工作，后娱乐”，工作完成后，玩得也会更开心。

睡前 1 小时把手机和其他科技产品放在卧室外充电，这可以让我们的身体和大脑做好准备，在就寝时就能轻松入睡。

边做作业边看 YouTube 就像是在强迫大脑同时播放两个频道的节目，相信我，大脑信号一定会串台的。

限制工具 4：限制说“不”的次数

你是否发现自己经常说“不”？考虑使用其他短语来代替。原因如下所示。

· “不”字会自动触发对抗情绪。

· 说“不”会使谈话结束，破坏交流。

· 一直说“不”最终常常会导致说话者被无视，就像是在对着墙说话。

· “不”是一种显而易见的消极说法。使用“你可以”的句式表达限制能够设定一个更为积极的基调。

· “不”代表父母拒绝承认孩子的认知水平，很有可能使孩子产生“你把我当 5 岁小孩”的感觉。

· “不”字本身会让人感觉到羞辱和不必要的严厉。

即使不使用“不”的句式，父母也依然可以传达出明确且坚决的限制。限制说“不”的次数只是意味着父母要努力使用温和而坚定的语言建立亲子间的联系，帮助保持沟通的开放和有效。

限制工具 5：如实陈述

很多时候，父母没有什么限制或规则可以传达给孩子，有的只是现实情况。在这种情况下，坚持实事求是可以帮助父母传授一点智慧给孩子，或者只是帮助孩子接受现实。

以下是前文提到过的一位爸爸和成绩优异的青少年女儿的对话。后面爸爸陈述了现实，最终也起到了帮助作用。

女儿："我要做的太多，你不懂！"

爸爸：（点头。）"我知道，你确实时间很紧。"

女儿："我已经在尽力了，但我没法早睡，这根本不可能。"

爸爸："你好像每天都没有空闲时间。你被框住了，完全地框住了。"

女儿："是啊，训练就要 2 个小时，我还要在学生会开会，给食物赈济处送货，给五年级孩子做家教，之后还要给篮球比赛当裁判……这还不包括我的家庭作业！"

爸爸："光是处理这些事情就要用很多时间了，之后你还有几个小时的作业要做。"

女儿："我要做的事情太多了。一开始它们看起来还不多，但后来都叠加到了一起。"

爸爸："是的，它们乍看之下都还不错，但放到一起就……"

女儿："是啊。"

爸爸："我知道你其实都知道，但有时候可能会想不起来。不必一下子做所有事情，最好是只做几件事，把事情做好并真正地享受它们。"

女儿："好吧。"

爸爸：（面带微笑。）"这是我的一个想法。"

场景：孩子的回家时间晚于夜间禁令的规定时间	
调和	听说你昨晚十二点半才回家，发生了什么事吗
限制	你是知道的，我们需要通过夜间禁令确保你的安全，并保护你的睡眠。在放暑假之前，不存在讨论空间。放暑假时我们再重新探讨吧

续框

场景：你反复要求孩子放下手机，孩子就是不听，还是在玩着手机	
调和	哎，我知道你放不下手机。相信我，我有时也这样
限制	该帮家里准备晚餐了，在吃完晚饭之前，你知道该把手机放哪里
场景：你 12 岁的孩子正在打电子游戏，而此前你已经提醒过他该关机了	
调和	根本停不下来？多少级了？年轻人可以呀
限制	时间到了，该让妹妹玩了
场景：孩子熬得太晚，到规定时间还不就寝	
调和	我知道你又要说自己不需要睡太多，但我看得出你心里也在斗争，而且有时候你状态也不是太好
限制	我们的家庭就寝时间依然要遵守，原因你也知道，睡眠几乎对所有事情都有帮助
场景：孩子早上需要叫 10 遍才起床	
调和	你早上真的很难起床。看得出来你睡得很深而且正在梦中。我知道那种感觉
限制（如实陈述）	这是在浪费我的时间，我也有工作需要准备。现在我要把起床这项工作交给你了。我正在家委会上努力建议学校推迟你们的上课时间，但现在你还是要起床上学
场景：到达规定时间后，孩子仍没有把手机拿出卧室	
调和	我明白，你 6 点才训练完回家，还有那么多的作业，很难找到时间和朋友交往
限制	已经 9 点钟了，别忘了我们的约定，按时存放手机，给睡眠留出缓冲空间

续框

场景：低龄青少年孩子电脑用到很晚	
调和	你不得不做的事情太多，自己想做的事情也太多，我都看在眼里，确实很难关机
限制	时间很晚了，让眼睛和大脑休息休息，不然你很难睡着。把电脑放在工作区，晚上它应该放在那里
场景：你试图问孩子问题，他竟然对你大吼起来	
调和	暂停——好吧，你有心事，等你心情好了再给我讲吧
限制	被人用这种方式说话，这感觉太差了。我不能接受

第三步：解决

ALP——解决：帮助青少年想出可以接受且更有帮助的替代方案或解决办法。

奖励与惩罚哪个好？——都不好

关于执行规则，当我们建议父母放弃奖惩制度时，多数父母会情绪激动，质疑强烈。现在让我们来看一看，为什么我们不建议使用这种经典的育儿手段。什么是惩罚？惩罚的定义就是让一个人为其所做的事情承受痛苦。有时人们会认为惩罚就是出于简单的“正义”，让被惩罚者为自己的不良行为付出代价，而惩罚的目的是教育被惩罚者不要再犯（父母更有可能怀有这种目的）。但在这种理论的视角下，孩子的形象都是非常负面的，这是我们绝不希望让孩子们感知到的。惩罚就是在向孩子传递这样一个信息：父母不相信自己拥有良好的主观意图。父母已经“逮到”了孩子，且认为他们并不想把事情做对或做好，而父母既不想了解正在发生的事情，也不想知道孩子是否需要自己换种方式支持。惩罚令人羞耻，对“被抓”的恐惧会支配他们的行为。多项研究表明，惩罚会阻碍人们的创造性思考，使人们不再想要解决问题和创新思考。

如果你想要知道，如何在不使用惩罚的情况下掌握家庭生活的支配权，那么我们就要颠覆你的思维模式了。与其试图使用权力或施加控制，不如试图了解真正发生的现实事件，并把自己定位成向导角色。放下威胁和惩罚，你可以成为一个准确可靠的导航者。你与孩子站在同一阵营，相信他/她想要成为拥有优秀品质的人并且正在慢慢变好，相信孩子会在安全的范围内看清楚这个世界，即使犯错误也会增强其道德评判能力。

请思考这样一个例子：儿子对弟弟很凶。你可能会感到有点沮丧，并对儿子说：“和你说过要对弟弟好一点，不能这么凶。如果你还是这样，我就把你手机拿走，这周末你就别想打游戏了。”首先，你威胁孩子的惩罚与对弟弟凶狠的行为无关，一个风马牛不相及的后果并不具有真正的教育意义。而且更为重要的是，这不能帮你发现任何哥哥变得凶狠的原因，他真正想要表达的到底是什么，如何帮助弟弟设定底线，并勇敢站起来。惩罚关闭了沟通，没有促进兄弟间的相互理解和友好相处。这种浮于表面的威胁会让手足之间相互疏远，心生反感。

奖励同样可能无法达到目的。研究人员及作家阿尔菲·科恩（Alfie Kohn）曾在文章中指出，奖励与惩罚并非相互对立，而是硬币的正反两面，其基础都是人为操纵。许多研究表明，奖励会减少我们做事的内在动机（我们做这件事是为了眼前晃动的“胡萝卜”，而不是我们的兴趣或快乐），使孩子缺乏坚持，并会削弱其创造力和冒险精神。我们在睡眠咨询实践中，反复看到这样一个例子：父母经常告诉我们，他们已经为了让自己的学龄前宝宝整夜待在床上“想尽了办法”，包括“遵守约定得大奖”的贴纸图。不出意料，或者为兑现父母去玩具店的承诺，大多数孩子会照做一两个夜晚，有些孩子也许会坚持一个星期，但最后效果总会消失，他们还是不能一直安静地躺在床上。不仅如此，这种行为还会向孩子传递出这样一个内在信息：睡眠是个坏家伙，是必须在甜点之前吃下的可怕的西蓝花。而我们都知道，西蓝花的味道很棒，睡眠很奢侈。当我们在奖励孩子们的快乐时，我们也在无意中向他们传递了有关各种美妙愉悦活动的错误信息。

你可能会问，有没有什么替代方法？有的，父母可以使用 ALP 方法中的步骤应对紧张局面。顺其自然，结果可能会有所帮助。例如，如果在已经进行了多次尝试后，处于青春期的女儿仍然不能在约定时间关闭手机，这时父母可能需要被迫介入，在睡前将手机拿走一段时间（或者找到一个新颖的解决方案，如家长控制或关闭网络，已经有家长告诉我们他们正在这样做）。这不是为了让她付出代价。因为她的行为已经表明，她无法成功地将行为控制在协议范围内，需要父母的帮助才能保持限制，以及行为方式的安全健康。

父母需要清楚一点，不使用惩罚和奖励，并不意味着放任不理。父母需要教育、指导并保持合理限制，但是始终使用这样的眼光看待孩子：孩子是优秀的，有同情心，有创造力，也有能力，他们在试图驾驭世界。如果他们做了你不喜欢的事情，或者违反规则，那是他们在向你求助，需要你和他们站在一起。你如何看待孩子，孩子也会使用相同的方式看待自己。

父母已经通过“调和”步骤传达了理解，并通过“限制”步骤表明了规则或现实。现在，他们需要支持孩子更进一步——以一种可接受的方式帮助孩子走出困境。解决问题的步骤是父母和青少年一起找到替代的解决方案。P 步骤是光明的，也是具有创造性和协作性的。有时它也可以很有趣、很轻松。父母可以打破常规思维，探讨如何在遵守规则或家庭协议的同时实现孩子的意图。

此步骤的最大陷阱在于，父母总会忍不住直接告诉孩子答案。他们总会设想，自己年轻时要是能有人告诉自己该怎么做，结果可能会更好。而和青少年一起解决问题的关键在于，最终要让孩子感受到自己对解决方案的制定做出了一定贡献（最终目标是全部贡献），而且要为孩子提供多种选择。这并不意味着我们会弃用合理限制，但是如果孩子不曾为这个结果付出过主动努力，你的合理想法将会遇到阻力，亲子间的沟通通道也会关闭。

在这一步骤中，青少年日渐独立的驱动力显露无遗，令人异常兴奋。在保持家庭纽带的同时，逐步松开缰绳，找到孩子的真正渴望和激励机制，用开放的心态倾听他们的想法，这才是解决问题的方法。当孩子充满了创造性的活力时，你就可以宣告成功了。

场景：孩子的回家时间晚于夜间禁令的规定时间	
调和	听说你昨晚十二点半才回家，发生了什么事吗
限制	你是知道的，我们需要通过夜间禁令确保你的安全，并保护你的睡眠。在放暑假之前，不存在讨论空间。放暑假时我们再重新探讨吧
解决	我或者妈妈给你打个暗号，然后你就告诉朋友自己有事要走，你觉得这个主意怎么样？这样你就不必告诉朋友，信息是你烦人的老爸老妈发来的（当然你也可以推给我们，怎么方便怎么说）。当年我父母的方法也差不太多，他们用的是座机，信不信由你。只要你坚持遵守夜间禁令，我们就不再需要这么做了。如果不喜欢，你也可以说说你的办法
场景：你反复要求孩子放下手机，孩子就是不听，还是在玩着手机	
调和	哎，我知道你放不下手机。相信我，我有时也这样
限制	该帮家里准备晚餐了，在吃完晚饭之前，你知道该把手机放哪里
解决	你来选，我们吃晚饭时是应该听音乐还是听新闻
场景：你 12 岁的孩子正在打电子游戏，而此前你已经提醒过他该关机了	
调和	根本停不下来？多少级了？年轻人可以呀
限制	时间到了，该让妹妹玩了
解决	我知道如果我喊你关掉你一定不开心，你朋友还在那边听着。我打算写张纸条在你面前举着。如果还不管用，我就只能自己动手关掉了，但我并不想这么做

续框

场景：孩子熬得太晚，到规定时间还不就寝	
调和	我知道你又要说自己不需要睡太多，但我看得出你心里也在斗争，而且有时候你状态也不是太好
限制	我们的家庭就寝时间依然要遵守，原因你也知道，睡眠几乎对所有事情都有帮助
解决（低龄青少年）	快准备睡觉，我会10分钟之后回来检查，到时候我会关灯然后跟你聊几句
解决（大龄青少年）	我看你昨晚过了就寝时间很久才睡。你的时间排得太紧了，我想你能不能从日程上拿掉几项，你怎么想，我希望能帮到你
场景：孩子早上需要叫10遍才起床	
调和	你早上真的很难起床。看得出来你睡得很深而且正在梦中。我知道那种感觉
限制（如实陈述）	这是在浪费我的时间，我也有工作需要准备。现在我要把起床这项工作交给你了。我正在家委会上努力建议学校推迟你们的上课时间，但现在你还是要起床上学
解决	选一款价格合理的无荧光闹钟，我会买给你。我也会给你妹妹买一个，这样我们就都不需要手机闹钟了。我见过一款模拟日出的闹钟，很酷
场景：到达规定时间后，孩子仍没有把手机拿出卧室	
调和	我明白，你6点才训练完回家，还有那么多的作业，很难找到时间和朋友交往
限制	已经9点钟了，别忘了我们的约定，按时存放手机，给睡眠留出缓冲空间

续框

解决	我们上一次讨论这件事的时候，你说要提前 15 分钟设置闹铃，提醒你 9 点收手机。你现在觉得这个想法怎么样？要不然我们全家共用一个闹钟，统一时间把手机放在指定位置，然后一起吃小吃，一起睡前聊天，你觉得这个主意怎么样？这就是我们的熄灯号角，就像军队里一样，这样我们就感觉全家人都在一起了，你觉得呢
场景：低龄青少年孩子电脑用到很晚	
调和	你不得不做的事情太多，自己想做的事情也太多，我都看在眼里，确实很难关机
限制	时间很晚了，让眼睛和大脑休息休息，不然你很难睡着。把电脑放在工作区，晚上它应该放在那里
解决	这个我们明天再谈，但是如果能够回家先写作业，情况可能会好些，这样当你想要娱乐时，时间才不会太晚。我们来看一看你的时间安排吧
场景：你试图问孩子问题，他竟然对你大吼起来	
调和	暂停——好吧，你有心事，等你心情好了再给我讲吧
限制	被人用这种方式说话，这感觉太差了。我不能接受
解决	想说话时通知我，我想知道事情为什么会这样

在下面的对话中，爸爸和女儿将继续探讨时间安排，现在爸爸已经完成了 A 步骤和 L 步骤，我们来看一看他是在哪里加入 P 步骤的。

女儿："我要做的太多，你不懂！"

爸爸：（点头。）"我知道。你确实时间很紧。"

女儿："我已经在尽力了，但我没法早睡，这根本不可能。"

爸爸："你好像每天都没有空闲时间。你被框住了，完全地框住了。"

女儿："是啊，训练就要2个小时，我还要在学生会开会，给食物赈济处送货，给五年级孩子做家教，之后还要给篮球比赛当裁判……这还不包括我的家庭作业！"

爸爸："光是处理这些事情就要用很多时间了，之后你还有几个小时的作业要做。"

女儿："我要做的事情太多了。一开始它们看起来还不多，但后来它都叠加到了一起。"

爸爸："是的，它们乍看之下都还不错，但放到一起就……"

女儿："是啊。"

爸爸："我知道你其实都知道，但有时候可能会想不起来。不必一下子做所有事情，最好是只做几件事，把事情做好并真正地享受它们。"

女儿："好吧。"

爸爸：（面带微笑。）**"这是我的一个想法。在你做的所有事情中，你最喜欢的是什么？"**

女儿："说来也怪，我还真挺喜欢为比赛吹哨的。比起家教，我更期待这个。"

爸爸："我觉得你可以专注做裁判，把家教放一放。"

女儿："听起来好多了。"

解决工具1：大巧若拙的父母

有些父母还在幻想着如果自己向孩子提出一个好主意，孩子会奇迹般地表示："嘿，老妈，这是个好主意，我会照做的！"我们希望所有父母都能收起这种渴望。这种做法更有可能的结果是，父母设法接管和解决事情，但孩子根本不想要，也不需要这种结果。相反，父母可以皱起眉头，做挠头状，然后说：“嗯，我在想……现在还没想到解决办法。”“我不确定有什么可以帮你解决这个问题。”“我现在还没想到什么，你怎么看？”

尽可能把球传给青少年。如果做到以下三点，孩子就更有可能想出创造性解决方案：（1）没有人告诉他该怎么做；（2）孩子感觉到父母相信自己可以解决问题；（3）孩子因比父母更了解什么更适合自己而感到满足。父母在故作笨拙的同时，并不会丢弃限制和规则（继续维持限制步骤），相反他们渐渐就会知道如何才能更进一步。

父母笨拙的美妙之处在于，为孩子的自然愿望让出了空间，让他们可以做自己，自己做决定。

大巧若拙的亲子交谈

“宝贝，我只是提醒一下，现在已经快 11 点（该家庭父母与孩子达成一致的就寝时间）了。”

“爸爸，我刚写完作业，但我还得洗个澡，等下还要清空洗碗机。”

（调和步骤）“写完作业的感觉还是很好的。还没来得及洗澡和做家务，是吧？”

（限制步骤）“别忘了我们的约定。”

（解决步骤——大巧若拙）“嗯，我也不确定该怎么办。你会有办法的。”

第二天早上：

“早上好啊！洗碗机已经清空了，而且（闻一下）闻起来很清爽嘛，怎么做到的？”

“昨晚 3 分钟冲完，今早的闹铃提前了 3 分钟，搞定了洗碗机。”

“啊，好办法，我要是能有你这么快就好了！”

解决工具 2：我知道但我不说

青少年和成年人一样，善于思考问题的解决方案，但现实是，虽然父母很想快速说出问题答案，但这样做并没有帮助。与大巧若拙的原理类似，父母往往要在解决问题的步骤中表现出对青少年解决问题能力的信心。例如：

"我猜你一定会弄清楚真相的。"

"我知道你会搞清楚的。"

"你有计划了吗？"

"这个问题有点麻烦，如果你想要'头脑风暴'的话，可以来找我。"

解决工具3：巧用幽默

在合适的时机使用幽默可以出色地改变气氛，使对抗或僵持的局面得以缓解，向孩子传递出一种精神——我们可以搞定这个局面。当父母以一些看似荒诞或愚蠢的方式给孩子惊喜时，父母和孩子都能感到一种解脱。

在解决的步骤中加入幽默，这需要一定的创造性。它并不适合所有紧张局面。同时，父母还要避免把幽默误用为对孩子的嘲笑或取笑，这一点真的很重要。对此，我们提出了一些想法。希瑟的女儿指出，偶尔讲个笑话还不错，即使是冷笑话也会有效果。

"好吧，我把每个人的手机，包括我自己的，都放在微波炉里过夜。用透明胶带绑住，早上6点前谁也不许拆。"

"既然你们想不出办法，我只好倒立想想了。"

"哦，天啊，这衣服真好，真暖和。我就在这（孩子的头顶）把它叠好。"

"我们搬家吧，搬到一个荒岛上，这样我们就不用担心工作、家庭作业、短信电子邮件和其他乱七八糟的东西了！"

通常情况下，你会发现，幽默为问题的真正解决打开了一扇大门。一点恰到好处的幽默可以使我们放下戒备，获得新的视角，以一种全新的方式思考我们要怎样做才能走出困境。

解决工具4：父母的"冷静时间"

在我们另一部面向婴儿和儿童的ALP方法指南《这样沟通才有效》中，

我们向父母教授了“冷静时间”而非“暂停时间”，父母可以以此实现对儿童的真正帮助，而不是在他们遇到困难时对他们进行孤立和惩罚。我们同时还建议了父母对自己使用“冷静时间”，该策略对青少年也同样有效，尤其是在对话不断升级并演变为争论时。对孩子说：“我有些发蒙，我需要花点时间冷静一下，20 分钟之后回来。”（反应强烈、情绪化、僵持不下或任何适用情况。）慢慢走进另一个房间，最好是在一个可以关门的房间安静下来。利用这段时间进行深呼吸，采用任何你喜欢的方式集中注意力。别对自己太苛刻，自我共情，对自己使用调和步骤，了解和接纳自己。

20 分钟后，回到孩子身边继续沟通。对每个人重新使用调和步骤，不要重申限制和原因（孩子们已经知道了），看一看你们是否可以突破僵局。你会经常发现，“风暴之眼”会在你平静的 20 分钟之内过去，高强度情绪可以在短短的 90 秒之内缓解。现在，你和孩子能够以更加亲切的态度更好地倾听对方并合作解决问题。在使用这种工具时，父母往往会发现在 20 分钟结束之前，孩子就会找到他们，并表示已经做好了交谈准备。它在某种程度上改善了沟通生态，帮助孩子看到听到你的状态，并让他们愿意倾听你的声音（与你共情）。非常重要的一点在于，父母冷静的方式不是愤怒、气愤的“我不想在你身边”的赌气式表达。这种做法不是评判，也并非惩罚，只是一种休息。父母通过这种做法给出示范，只有我们都在场而且保持冷静时，才能进行有效沟通。

修复与读取存档

父母在实践这些步骤时，请让自己保持在放松状态。请把它看成是一次探险，一趟旅程，一场通往绝顶的攀登。虽然我们永远也到达不了山顶，但是我们曾向着山顶攀爬，努力铭记同理心的指引（人们最常遗忘的就是调和步骤），这样就足够了。

我们没有人能够一直做到这一点。如果你能做到，事情反而会有些诡异，机器人般的完美父母对孩子并无帮助。当你忘记以同理心引导孩子，当你失去冷静并大喊大叫或争吵，或者当你摊手认输时，你其实已经创造了机会。这被人们称为“修复”，它意味着你现在有机会回到那个紧张的时刻与孩子重新进行讨论。或是在事情发生之后当天，或是在第二天，你将有机会为自己的大声吼叫或者放弃而道歉，并使用你第一次就想使用的调和、共情的表达方式。你可以要求重来，或者你可以说自己希望下一次如何使用不同的处理方式。为了准备应对下一次紧张局面，你可以允许孩子说出这句话：“嘿，妈妈，还记得你曾说过会站在我的立场理解事情吗?”你也可以平静地请求他做出同样的理解，描述一下你在情绪激动时的感受。

一位了不起的母亲与我们分享说，如果自己与家里的低龄青少年发生争执时，她会停下来说：“你知道吗？我不喜欢我们的谈话方式。我不喜欢自己的声音越来越大。我爱你，也尊重你。我们可以重新开始，再来一次吗?”女儿总是会说可以，然后她们就会冷静下来重新开始。这种方法使用过几次之后，有一次妈妈情绪失控，女儿走到她身边，抱着她说：“妈妈，我们可以重新开始吗?”当然，妈妈拥抱了女儿并说可以。这感觉就像得到了某种启示。

父母可以通过展示父母的不完美使孩子接受他们自己的不完美、人本就是不完美的，犯错再正常不过，我们也会在犯错中学到很多。父母可以通过这种方式告诉孩子，生活中总会有磕磕碰碰，能够开口谈论就会有很大帮助。仔细倾听对方几乎总是能化解矛盾并缓和紧张局面，让我们感到轻松，这样也就更有利于我们找到解决方案。把父母可能认定为失败的事情转变成一个机会，建立更加真诚恳切的亲子联系。父母也可以通过这种方式为孩子树立榜样，让他们知道如何处理人生中关系紧张的艰难局面。父母愿意在犯错时承认错误，子女在犯错时自然也会觉得这种做法更加安全。你获得了孩子的信任，让他们觉得和你在一起有安全感，即使是在最脆弱的时刻。

09 睡眠挑战

在告别我们睡觉之前，请记住一点：晚上睡个好觉是改善一天生活的灵丹妙药。虽然我们对待睡眠的态度很严肃，但我们也是活生生的普通人。我们意识到，睡眠建议可能听起来像是一份家庭作业或者一张待办项清单，而上面的待办项往往是改掉让我们感到依恋的愉悦习惯（沉浸于使用电子产品、依赖咖啡因、熬夜……）。每当我们提出这些建议，尤其是涉及打破某些惯例时（如深受大家喜爱的在床上看电视），来访者的表情就会略显凝重。那是一种厌倦的表情，好像在说："哦，请别把它从我身上拿走，我办不到！"

但其实你是可以做到的。就在20年前，人们还不能在卧室里播放YouTube，也没有人在深夜刷社交媒体。放眼人类历史，20年不过是一小段插曲。因此，"我办不到"的想法完全是谬论（虽然科技公司很愿意支持这一谬论）。早在数百万年前，睡眠就已经出现，它不理解也不关心现代世界的诱人产品。大自然不会也不应该适应Netflix，他们一定是背道而驰的。若想改善睡眠，我们必须更好地让我们的生活习惯与自然界同步。

采取措施保护睡眠，特别是要管理科技产品，创造有利于睡眠的洞穴式环境，创建日常习惯流程并保持固定的作息时间，倡议高中采用健康的作息安排，这些都是我们力所能及的。每一个步骤都会让你多睡 15~30 分钟，从而补充宝贵的睡眠时间。长此以往，这些补充的 30 分钟可以改变一个青少年的生命轨迹。

由于我们没有有意识地体验睡眠，睡眠很容易就会被我们忽视。如果我们有意识地进行体验，就会感受到记忆形成、情绪平衡、肌肉强化、激素分泌等方面的交互增强。如果睡眠的作用肉眼可见，我们也就不会对睡眠吝啬了，相反，我们会充分珍惜这样一个神奇的“夜间魔法”。这应该提醒我们所有人设立一个更大的目标：从社会角度倡导保护青少年睡眠，从而保障他们的身心健康。这样也是在提高家庭及我们整个社会的幸福、安全和福祉。

睡眠挑战：父母的组织工具

作为睡眠专家的我们的确掌握了很多睡眠知识，但我们并不知道你生活中的所有细节。你的高中几点开始上课，通勤时间有多久；通勤方式是校车、步行、自行车还是汽车；做作业、完成某项任务或课后活动所需的时间是多少；获得好成绩、保持身材、帮助家人、感到积极向上和精力充沛，你更重视哪些因素。通过我们提供的睡眠挑战工具，你可以把所学的知识和方法个性化，创建日常习惯流程、时间节点和行动目标以用于自我激励。在与客户的合作实践中，我们得到了这样一个结论，成功的关键在于制订一个全面计划，并将我们改变的动机可视化。

本书的第 6 章很重要，只有在阅读第 6 章后，读者才能理解 5 个睡眠习惯的基本机制及“古人类式睡眠”和“睡眠泡泡”的概念。本章的主要目的在于帮助读者把所学到的知识整合到自己的独特计划中。读者可以选择独自或与朋友、家人、班级或运动团队一起进行睡眠挑战。我们推荐和别人共同进行睡眠挑战，这样大家就可以集思广益、排忧解难、互相联系、互相监督。无论是和家人、朋友一起，还是自己一个人，记住都要优先安排睡眠，不要把它排在最后。你的心态将从"最后考虑睡眠"转变为"睡眠排第一"。

第一步：设置

首先你需要回答以下问题，以获得关于睡眠时间和质量的基准。你将找出阻碍睡眠的因素，列出想要获得更好睡眠的原因。这些问题用于评估回答者的情况，不必过分考虑答案。回答者在回答这些问题时也不必担心或评判自己。

评估你的睡眠和失眠情况

根据你的入睡和觉醒时间，写出你一周平均的睡眠时间。入睡的时间可能是一个估计值，因为我们大多数人都不知道自己入睡的确切时间。如果周末和工作日的入睡时间有所不同，也要说明标注。

工作日：入睡时间______ 起床时间______ 睡眠总时长______

周六：入睡时间______ 起床时间______ 睡眠总时长______

周日：入睡时间______ 起床时间______ 睡眠总时长______

提醒一下，下面列出来我们需要的睡眠时间。（单位：小时）

小孩子（2~6 岁）：12~13。

大孩子（7~11 岁）：10~12。

青少年（12~18 岁）：9~10。（记住 8~8.5 小时可能充足，但 9~10 小时

最佳）

成年：7~9。

接下来，如果你的睡眠时长小于建议范围，或者工作日和周末的睡眠时长相差超过 1 个小时，请标注说明。

我每晚需要多睡______小时。

我周末或假期需要多睡______小时。

周末比平日多睡 1~2 小时表明你周一至周五存在睡眠不足的问题，导致出现社会时差。

你符合以下哪种说法?

· 我在教学日很难觉醒和起床。

· 我在课堂上躺下、坐下或乘车通勤时，我都可能会睡着。

· 我发现上课很难集中注意力，思绪飘忽不定。

· 我把头放在桌子上就能睡着。

· 我写作业的时间过长。

· 我在学校感觉无聊，或者经常发呆。

· 我放学一回家就睡。

· 准时上床时，我无法入睡。

以上问题虽然并非临床评估工具，但如果你符合其中的部分描述，那么你就很有可能需要更多睡眠。结合每晚的睡眠时长和是否存在上述迹象，考虑是否有必要在每晚的时间安排中增加睡眠时间。

理想情况下，我每晚的睡眠时长应为______小时。

在工作日，我的时间安排应为：

入睡时间____________

觉醒时间____________

在周末或假期，我的时间安排应为：

入睡时间____________

觉醒时间____________

争取把周末与工作日的时间安排差别控制在1~2小时内。

了解睡眠的“完美风暴”，使自己免受“风暴”侵袭

是什么让我们难以获得最佳睡眠？现代社会极大增加了睡眠难度。我们把睡眠放在最不重要的位置，总是会优先完成一天中的其他事情。现在，让我们先来查看影响睡眠的各种因素。

过度使用智能手机，和朋友在网上聊个不停。

玩电子游戏或浏览网页的时间过长。

日程安排过满。

噪声或光污染。

学业负担过重。

工作或任务职责。

压力或焦虑。

缺乏安全感或对未来缺乏信心。

睡前很难放松且难以入睡（通常由家中灯光、电子产品和社会时差导致）。

上课时间过早。

通勤时间过长或交通问题。

对睡眠缺乏重视。

其他原因________________

科技是我们面对的头号“睡眠大盗”，大声向你的家人或朋友提出这些问题。结合他们的回答，谈一谈科技对睡眠的影响，以及其对我们睡眠施加的强大力量。

挑战错误观点

从以下内容中圈出你经常遇到的或你自身想法中的错误观点并改写你认为可能会对你造成影响的句子，使之更为有帮助且更加有利于睡眠。这是一种认知行为疗法训练，人们通常认为这种疗法的循证疗效最高。例如，你可以将“如果我熬夜突击，考试成绩会更好”改为“扎实的学习和充足的睡眠使大脑牢记信息，我的考试成绩会更好”。

等一下再睡，我还能挺住。

____

我不需要像他们一样睡那么多。（这是一种常见谬误。事实上，只有很少一部分人需要的睡眠少于我们其他人。）

____

我只有进入排名最好的大学才会开心。

____

为了申请大学，我必须学习大量预科课程并参加大量课后活动。

____

我应该努力做好每一件事。

我需要随时了解世界新闻。

我需要随时掌握朋友动态。

我必须对信息和推送做出即时回应。

就寝习惯只适合婴幼儿。

找出专属动力

现在我们已经了解了良好睡眠的诸多好处，但是找到睡眠的专属动力对我们仍有帮助。仔细阅读以下清单，找到你想要改善生活的真正原因。它可以和健康有关，甚至也可以是一些看起来很肤浅的东西。希瑟的丈夫表示，当他睡得好时，他在 Zoom（一款多人手机云视频会议软件）上的形象会好很多。但是，无论是什么理由，它对你而言都应该是很重要的，它们将是你的动力源泉。当你想要躺在床上快速浏览 Instagram 时，你清单中的“教练激励”就会生效：“把手机放下，你还想不想提高 400 米速度了？”在找到专属动力之前，不要开始挑战！要想挑战成功，你需要先明确自己想要的是什么，而不是听同伴或父母说什么事情重要。如果你无法对自己即将要做的事情产生参与感，你就很难坚持下去。

选择你想要在生活中获得的改善，以及你想要摆脱的由于睡眠不足所造成的负面影响。

睡眠充足结果		睡眠不足结果
情绪、态度积极	vs	情绪低落、消极
注意力集中	vs	不够集中或专注
精力充沛	vs	精神不振、无精打采
提升形象	vs	满脸倦容
身体强壮、善于运动	vs	身体素质差、缺乏运动能力
更有耐心、情绪更稳定	vs	脾气急躁
体重正常	vs	体重增加
免疫力强	vs	免疫力弱
整体健康状况良好	vs	长期存在健康问题
人际关系良好	vs	与他人存在冲突
抑郁或焦虑减轻	vs	抑郁或焦虑增加
________________	vs	________________
________________	vs	________________

第二步：明确目标

关于睡眠，你真正想要改变或改善的到底是什么？在第一步中，我们已经很好地收集了相关信息，现在把这些信息放在一起来明确我们的目标，这可以是很简单的操作，比如睡眠时间增加半小时，改善日常习惯流程，增加对科技产品的限制，它们都是互相关联的。你的目标并非一定要与其他人

（朋友、父母、兄弟姐妹等）一致。在阐述目标时，请自行组织语言。我们都喜欢可以实现的目标，无须尽善尽美，只需要有利于生活。

____

____

例如：

上学期间，我想每晚多睡 30 分钟。

我将在每晚把手机放在另一个房间，这样可以让我感到更加平和。

我周末将在 8:30 之前起床，以减少社会时差。

我想快点入睡。

我想减轻压力，上学期间每晚多睡 1 个小时。

第三步：改进你的“快乐睡眠者”的 5 个习惯

无论你的专属目标是什么，这 5 个习惯都会对目标的实现有所帮助。这些习惯共同作用，全都有助于打造让你安睡整晚的“睡眠泡泡”。但也正因如此，这意味着我们不能疏漏其中任何的一个，否则会导致“泡泡”漏气，甚至爆裂。比如，设定良好的就寝时间无疑是一个良好的睡眠习惯，但如果你并未提前 1 小时收起电子产品，或者周日醒得过晚，或者在某天下午放学后小睡一阵，那么你的睡眠依然会受到影响。所以这 5 个习惯是相互支持的，无论哪个习惯出现问题都要引起足够重视。我们很想让你自行挑选，但很抱歉，这就是我们精密的生物睡眠系统的形成方式，大自然并没有赋予我们挑选的余地。这并不意味着你必须严格遵守每一条黄金标准，但如果你睡眠不足，感觉状态不佳，这是身体在提醒你要向黄金标准靠拢。

习惯 1：设定睡眠时间

根据前面相关章节的内容，设定新的入睡和起床时间。记得要在睡前 1 小时开始睡前放松，这样会为你的睡眠提供必要前奏，让你可以按时就寝。

睡前放松很简单，唯一必做的就是收起电子设备，关掉家中强光，并营造出一种平静感。就寝流程可在睡前 15~30 分钟开始。

我的睡眠时间安排

工作日	周末
睡前放松流程__________	睡前放松流程__________
就寝流程______________	就寝流程______________
入睡__________________	入睡__________________
觉醒__________________	觉醒__________________

与其直接启用新的就寝时间，不如将原有的就寝时间向新指定的就寝时间靠拢，每次拉近 15~30 分钟，尽可能保持工作日和周末的就寝时间相差不超过 1 个小时。在下面的示例中，我们将看到低龄青少年可以逐渐获得最佳睡眠，而对于大龄青少年而言，更加实际的目标是能够在上学期间拥有充足睡眠。

示例：

· 一个 12 岁孩子在 22:30 入睡，6:30 醒来，睡眠时间为 8 小时，相对于最佳睡眠时间，她每晚缺少 1~2 小时的睡眠。她的目标是每晚睡眠增加 1 小时，第一周她将就寝时间提前了 30 分钟，即 22:00 入睡，因此她在 21:00 就会收起所有设备。由于她 7:30 之前不必出门，她又将早上的闹钟调后了 15 分钟。在第二周，她把就寝时间调到了 21:45，现在她的睡眠时间是从 21:45 到第二天 6:45，每晚 9 小时。

· 一个 17 岁孩子每天 1:00 左右入睡，在 7:00 醒来，睡眠时间为 6 小时，相对于充足睡眠时间，他每晚至少缺睡 2 个小时。他初步打算每周将睡眠时间提前 30 分钟，最终稳定在 23:00 入睡，以获得充足睡眠。

习惯 2：创建 3 套日常习惯流程

制定新的睡前放松、就寝和晨起流程，请参考第 6 章相关内容。请记住，其中既要包括实用步骤（如洗脸和收拾书包），也要包括娱乐步骤（如看一段电视节目，看几页漫画小说或收听播客）。

睡前放松流程______________________________

就寝流程______________________________

晨起流程______________________________

习惯 3：揪出“睡眠大盗”

检查你的无益睡眠关联清单，将这些无益关联一一剔除。记住，入睡前和入睡时发生的任何事情都可以包含在清单中。有些有益的睡眠关联是自然出现的（如黑暗和凉爽），而有些关联则可以主动添加（如被动消解注意力）。

勾选你想要消除的睡眠关联。

无益睡眠关联（在睡前或入睡时发生）：

□ 玩手机、平板或电脑。

□ 发送短信、邮件、玩电子游戏、浏览社交媒体、打电话。

□ 开着电视睡觉。

□ 看新闻、推送，进行有压迫感的对话。

□ 在沙发或床以外的地方睡着。

□ 睡着时灯还开着。

□ ______________________________

□ ______________________________

□ ______________________________

勾选你想要拥有或添加的睡眠关联。

有益睡眠关联（在入睡时发生）：

□感受毛毯、枕头和身体姿势。

□漆黑、安静的卧室。

□大脑拥有自由空间，可以自主思考和想象。

□相信自己的身体，顺其自然。

□简单的冥想或放松呼吸（参见附录）。

□听有声书或播客。

□______________________________

□______________________________

□______________________________

习惯 4：消除灯光，打造洞穴式卧室

对照以下清单打造一个黑暗、凉爽、安静的洞穴式环境。你可以借此机会升级卧室的环境氛围及睡眠的友好程度，让自己对睡眠心生期待。

必做事项

下面列举的简单调整方法是你轻松入睡的基础，所以最好尽快落实。（这些内容和睡前放松及就寝流程有所重叠。）

· 睡前 1~2 小时降低家中灯光亮度。

· 睡前 1 小时收起手机、平板、电脑及任何近距离使用的电子产品。

· 拉上百叶窗或窗帘（推荐使用遮光窗帘）。

· 上床睡觉前，关闭卧室的所有灯光，包括所有装饰灯或床头灯。

· 睡前 30 分钟，将室温调节至 18.3℃~20℃，或者在夏季尽可能保持室内凉爽。

· 选择合适的被子，使自己在睡觉时感到舒适和惬意。

选做事项

用以下方法或自行添加相关方法强化卧室黑暗、凉爽的洞穴式体验。

· 购买低亮度灯具或者适合睡眠的书灯，用于睡前阅读。

· 做一名“灯光侦探”：确保睡觉时卧室内没有其他光源。

· 在墙壁开关和灯具上安装调光器。

· 订购遮光窗帘。

· 设法调暗浴室光线，以便用于睡前洗澡、刷牙等活动。还可以在浴室里安装夜灯。

· 建立床铺之外的工作和休闲空间。

· 购买一套新的床单和枕头。提高床铺的特色和舒适等级，你就会更期待钻进被窝。

· 同理，你也可以购买新的睡衣睡袍，以提高睡觉时的舒适度。

· 每周清洗一次床单。每周清洗一次床单的人睡眠时间更长，（是不是很惊讶？）准备换洗床单，使之成为新的习惯。

· 如果你喜欢在卧室里放一串 LED 灯，请选择琥珀色、红色和黄色等暖色调，在上床之前把它们关掉。

· 如果你在睡前对光线特别敏感，可以将床头灯换成模拟日落的款式，这样可以促使你更快入睡。

· 如果你喜欢听舒缓的音乐、有声书或播客，请尽量避免在床上使用手机或平板，或者至少将设备设置为“勿扰模式”。智能音箱和老式 CD 播放器都是不错的选择。

· 如果在你睡觉时，家庭或社区环境嘈杂，可以尝试使用耳塞、风扇或白噪声发声器阻断噪声。

习惯 5：进行利于睡眠的日间活动

我们来回顾一下第 6 章中介绍的使用日间习惯保护睡眠的方法。认真阅读其中的每一项，记下你要做出的改变或补充。

1. 晨间阳光____

清晨起床后，请尽早去室外活动 5~10 分钟（具体时间取决于光线情况）。即使是周末也不能忽视，它可以让你的内部时钟保持同步。写下你做此事的地点及与这一晨间活动相关的其他事情（吃早餐，在街上跑步，和狗狗一起散步）。

2. 锻炼______________________________

有规律的适量运动对睡眠有利。理想情况下，运动时间与就寝时间不宜太过接近。写下你的锻炼时间和内容。看看是否有些练习或锻炼的时间过晚。

3. 日间用餐

多吃奶、蛋、肉、蔬菜、水果、豆类、坚果和全谷物，同时摄入大量纤维，限制糖、精制碳水化合物及饱和脂肪的摄入。

· 我会多吃______________________________

· 我会少吃______________________________

· 咖啡因的最晚摄入时间______________________________

写下摄入咖啡因和饮料的最晚时间。每个人的截止时间都略有不同，但对大多数人来说，把时间设在 12:00 到 14:00 之间是一个不错的选择。所述饮品包括咖啡、汽水、含咖啡因的汽水和能量饮料。

· 睡前零食______________________________

如果你喜欢吃睡前零食，请选择一些量小易消化的食品。就寝时间临近时，避免摄入辛辣油腻食物，避免大量摄入任何食物。例如，你可以来上一碗牛奶麦片。希瑟会为家人准备一盘核桃、奶酪和水果片，睡前看电视时大家一起吃。（在希瑟小时候，父亲也是这么做的。）

4. 合理小睡______________________________

如果你在改进了 5 个睡眠习惯后，夜晚睡眠依旧不足（可能是你的上课时间过早或家庭作业过多），那么你可能会需要小睡。如果选择小睡，最好坚持每天小睡，让它成为你的日常习惯流程。小睡的时间最好选在中午，不要选择晚上，时间应控制在 20~30 分钟。

第四步：睡眠挑战

使用所学方法实现我们在第二步中制定的目标。我们的身体对新的时间安排和新习惯的学习时间通常需要至少一周，一周后我们才能感受到睡眠的改善。因此，挑战者需要花费一定时间改变自己的睡眠习惯，并让大脑学习新的模式。我们建议使用 7 天、14 天、28 天的时间模式，挑战者可以在这段时间内形成新的习惯。读者可以使用以下表格记录并跟踪挑战进展。

你在第二步中制定的目标是：

____

时间	就寝时间	起床时间	睡眠时长	备注
第 1 天				
第 2 天				
第 3 天				
第 4 天				
第 5 天				
第 6 天				
第 7 天				

续表

时间	就寝时间	起床时间	睡眠时长	备注

以下是创建挑战的一些思路，挑战者可根据自身、团队或家庭情况自行做出调整。

· 青少年可以和朋友们共同创建一个为期 5 天的挑战，挑战时间为周一至周五。

· 运动队或戏剧社团可以在准备大型比赛或演出时共同进行挑战。请参阅前文相关内容，让你的团队了解更多睡眠对运动的好处。演员如果能在排练前后睡好，就可以更好地记住台词。运动教练或导演今年可以将订购的礼品 T 恤换成舒适的睡眠眼罩，在上面印上团队或剧目名称。还可以考虑任何能够激励青少年的有趣想法。

· 挑战者当然要将良好睡眠的美妙感受作为挑战成功的主要奖励，但除此之外，给挑战成功的人额外增加一些轻松愉悦的奖励也不失为一种有趣的想法。例如，5 天后，如果有人实现了目标，就可以给其授予“睡眠冠军”的称号。那么下一周，胜出的又会是谁呢？

如果你和朋友们或团队成员一起参加睡眠挑战，你们可以建一个群组，每天或每周汇报自己的睡眠时间和其他数据。这样做可以帮助你们彼此负责、互相支持。如果是以家庭为单位进行挑战，请保持轻松感和好奇心。人人都有自己的挑战模式，请注意每个人的睡眠增量及他们坚持了哪些睡眠调整。如果有人取得积极进展，请讨论他们日间感觉的变化，以及他们所获得的收益。让所有人都自行表述睡眠时间的增加和感觉良好之间的联系而不要直接询问:“你现在是不是感觉更好了?”如果有人收效甚微，那也没有关系。每个人的生活和体内的化学环境各不相同。发动集体的智慧加以调整，使其与自己的生活习惯更加一致。挑战者只需要记住，在接下来的一周中，每次都做出略有收效但易于实现的微小调整，积水成渊，聚沙成塔。慢慢地，你就会听到大脑和身体的提示，自然地将睡眠时间增加到健康状态。

附录

睡眠冥想和放松工具——准备、设定、睡眠？

现在，你已经完成了睡前放松，遵守了美好的睡前流程，在你黑暗、凉爽的卧室里，在固定的新就寝时间盖上了被子。干得漂亮！但我们还不能急着庆祝，你躺在那里很清醒，脑海中思绪万千，睡意全无。

有时出现这种情况的原因是你刚刚关注的短信对话、游戏或社交媒体让你陷入了激动状态。通常情况下，你所担忧的所有事情都会在你的脑中交错闪烁，你一直在设法分散自己的注意力，直到自己静静地躺在黑暗中。有些人一想到自己可能难以入睡，就会越来越激动、愤怒，甚至恐惧。随着这些想法的不断涌入，我们的焦虑也会随之增加，心态也开始消极起来，我们变得更加敏感脆弱，思绪在脑海中四处激荡。

佛家将这种激荡不安的状态称为“心猿”。睡眠冥想和放松工具可以帮你平复这种激动状态，这样大脑就可以放手让睡眠自然接管。这些工具在你就寝时可以将你的注意力从侵入性思维中转移出来，它们帮你清空思想，营造出一种更为平和开阔的体验。这些工具切换了我们的频道，让我们专注于身体感觉和呼吸节奏产生放松效果，让我们的神经系统平静下来。这样我们就把自己带入到了当下状态，不会担心过去，也不会忧虑未来。冥想可以降低使用者的心率、血压，增加体内的褪黑素和血清素（即睡眠激素）水平以帮助睡眠。

这些工具是专为睡眠设计的，理想情况下，我们在白天冥想时要保持清醒。无论选择哪种工具，都要坚持练习，不要奢望会有立竿见影的奇效。开始的时候要慢慢来，每晚只需 3~5 分钟。善待自己，对自己要有耐心，因为它和肌肉训练一样，都需要时间才能看到效果。

正念冥想

1. 躺在床上，房间环境黑暗、凉爽、安静。如果与他人共用房间，或房间里存在任何你无法关闭的光源，请佩戴睡眠眼罩。

2. 将注意力放在呼吸上，意识到自己的呼吸，并感受吸气时的凉爽和呼气时的温暖。

3. 缓慢自然地延长你的吸气和呼气，不要发力。

4. 现在，在吸气时慢慢数到 8，屏气数到 4，然后呼气时再数到 8。你可以对所数的数字进行实验，找到最适合的数字组合。重复 5 次，直到入睡。

5. 出现的想法就让它闪过，你知道自己可以第二天再想。

身体扫描冥想

1. 躺在床上，房间环境黑暗、凉爽、安静。

2. 闭上双眼，放缓呼吸，感受身体浸融入光滑的床单、柔软的枕头和舒适的床垫之中。

3. 慢慢吸气，每次呼气时放松身体的一个部位，可以从头顶或脚趾开始。每一次呼气时，将注意力从身体的一个部位向下或向上移动，感觉该部位被舒展开落到床上。释放后，让地心引力把你轻轻拉下来。全部放松一遍后，可以调转方向再做一遍。

4. 如果在放松时遇到某一部位特别紧张，如眼睛、下颌、颈部、肩膀、胸部或腹部，请持续放松该部位，重复第 3 步，直到你感到它开始松弛和释放。

5. 如果发现自己的思绪飘忽不定也不必担心。平静地把注意力拉回到之前中断的地方。

引导式冥想或想象

在引导式冥想中，你会在人声的引导下完成每个步骤。引导式冥想可以包括上述两种冥想，还有呼吸集中，以及引导想象、故事性冥想和可视化冥想等。引导式冥想似乎可以有无数种选择。尝试不同选择，找到能够帮你静下心来，使身体进入睡眠状态的冥想方式。尝试使用手机以外的其他新颖方式播放指引内容，比如智能音箱、音乐播放器，如果你能翻箱倒柜找出一台老式 CD 播放器，也是可以的。如果使用手机播放，请调为勿扰模式。

引导式冥想之所以如此受欢迎，可能是因为对某些人来说，这种方式可以直接有力地消解我们的注意力，让我们不再心猿意马。我们有些客户在初始阶段使用引导式冥想或想象，随后转用自我引导，因为他们的大脑和身体已经开始习惯性放松，睡前更容易进入托管状态。自我引导的优势在于可以不借助科技产品随时生效。

自我引导式冥想:“我即天空”

我们喜欢这个简单可爱的自我指导式冥想，不仅是我们，许多青少年也同样表示喜爱。此冥想基于佛界人士佩玛·丘卓（Pema Chödrön）的一个隐喻:“我即天空，我外不过天气。”

当我们的思想被各种个人忧虑和麻烦所困扰时，我们的注意力的范围就会变窄，视野就会变得很局限。我们绷得更紧，自我紧缩，陷入消极焦虑之中。这样的状态让我们很痛苦，不用说，良好睡眠变得几乎不可能。此处介绍的冥想让我们退后一步，拓宽我们的视野，让我们把注意力放在广阔无垠的天空，将我们的思想和情感看作终将过去的云朵甚至风暴。我们是广阔的天空，而我们充满压力、过度活跃的思想是云朵，我们具有侵入性、引发焦虑的思想会被冲淡、消耗而逐渐减弱，无力再与强大的天空抗衡。

天空冥想。当你在户外散步或静坐时，看向天空，想象你就是那一片蔚蓝。你的整个生命，包括其中的所有人，是一个巨大神奇的无限实体。现在，你看到其中的一片云朵或许多云朵叠合的斑块。云朵的独特形状代表着你所感受到的任何担心、恐惧或烦恼。想象一下它是心碎、沮丧或恐惧，它后面是广袤的天空。它就在那里，但它不是你。

夜空冥想。舒适地躺在床上，闭上双眼，放缓呼吸。想象自己四周目光所及之处皆是夜空。告诉自己："我即天空。"把脑海中浮现的消极的、有侵入性的想法想象成云朵，看着它们飘过；这一秒还在，下一秒就消失了。它们来了又走，但它们不是你，你远比它们更加宽广。你是天空，而它们不过是天气。

放松式呼吸

放松式呼吸不仅容易使用，还能让我们的神经系统平静下来。当我们简单地放缓和延长呼吸时，我们就会向大脑传递一个信息：冷静下来，放松。然后大脑便会将这个信息发送给我们的身体。

"腹式呼吸"通常是安神效果最好的放松式呼吸。

1. 以舒适的姿势坐定或平躺。

2. 将一只手放在肚脐上，另一只手放在胸部。

3. 从鼻部深吸一口气，令腹部把手向上推。胸部不应过度移动。

4. 撅起嘴唇呼气，做口哨状。感觉放在腹部的手向内移动，用它把所有空气推出来。

5. 逐渐放缓并拉长呼吸。

6. 有些人喜欢数数字（每次吸气和呼气都要数到 8）。

7. 重复呼吸 3~10 次。每次呼吸时都不宜太快。

8. 注意练习结束时的感觉。

写下你的烦恼

在睡前1个小时，花点时间写下你最担心的事。把清单放在卧室之外的抽屉里，向自己保证，它在你睡觉时不会有事，你可以第二天早上再去看它。对它说："再见，清单，明天早上见！"对自己说："我现在不能处理这些事情，但我可以在早上采取一些小措施。"这样做会有所帮助。相同策略也有着不同的执行方式，有些人喜欢把清单揉成一团扔掉，而有些人则喜欢知道事情就在那里，等待着他们在合适的时间处理。两种方式都是有效的睡前放松步骤，如果你在试图入睡时，脑海中突然出现忧虑，你可以温柔地提醒自己。

25分钟规则

有时你会发现自己在入睡约25分钟后就醒了，或者发现自己在夜间醒来，如果是初次发生，什么都不要做。躺在黑暗中（不要打开任何灯或检查任何东西——确保钟表没有对着你），待在你所创造的黑暗的睡眠洞穴里。这时如果起床，会形成一种习惯，是的，起床会让你的内部时钟学会这一点，并会认为第二天夜里它也应该在相同时间把你叫醒。什么都不要做，记住夜醒是正常的，相信自己终会重新入睡。

然而，如果在你练习了书中的5个睡眠习惯1~2个星期后，夜间躺在床上清醒的时间仍然超过25分钟，那么你就需要尝试其他方法了。起身下床，做一些平静的、自己不太感兴趣的活动，直到产生睡意。这种做法可以避免你将床和躺着不睡建立联系，维护床铺和睡眠的紧密关联。你可以去客厅，在昏暗的灯光下读一本书；轻轻伸展肢体，听一听播客或有声读物；或进行任何与电子产品无关的、不具有强激活性和参与度的活动。在你产生睡意时，爬回床上睡觉。

一天的最后时间

压力和思维的过度活跃往往会阻碍我们的良好睡眠。虽然我们给出的工具有非常重要的助眠作用，但它们并不能取代第 6 章中阐述的“快乐睡眠者”的 5 个习惯所创造的“睡眠泡泡”。工具不过是蛋糕上的雕花糖衣，习惯才是蛋糕本体。

无论选择上述哪一种工具，都不要把重点放在“试图睡觉”上。你的首要目标是摆脱身体束缚，相信它知道该怎么做。读者可以专注于最适合自己的方法，让自己在床上感到舒适和安全，心绪平和。

鸣　谢

我们要感谢本书编辑萨拉·卡德尔（Sara Carder）一直以来对本书的支持，感谢她出色的合作精神及对所有步骤的指导工作。感谢阿什利·阿利亚诺（Ashley Alliano）善意、勤奋的悉心指导。同时感谢我们的经纪人米歇尔·特斯勒（Michelle Tessler），感谢她坚定果决的观点、洞见和鼓励。

感谢玛丽·卡斯克敦、霍拉西奥·德·拉·伊格莱西亚、玛依拉·卡兰（Maira Karan）和多利·克洛克（Dolly Klock），这些科学家和专家们的反馈和宝贵意见是本书不可或缺的组成部分，非常感谢他们为本书所投入的宝贵时间和谨慎思考。特别感谢丽萨·斯威廷汉姆（Lisa Sweetingham）出色的专业技能，以及“晚点儿上课”组织的菲利斯·佩恩（Phillis Payne），感谢她所付出的时间、专业知识及对青少年睡眠的奉献。感谢阅读本书的家长、家人和朋友：劳雷尔·加伯（Laurel Garber）、托比·胡特纳（Toby Huttner）、布琳·卡瓦斯（Brynn Karwas）、亚历克西斯·兰多（Alexis Landau）、莱纳·莱博维奇（Lenna Lebovich）、苏西·曼宁（Suzy Manning）、玛丽·波斯塔科（Mary Posatko）、拉纳·沙娜瓦尼（Rana Shanawani）、斯泰西·西梅拉（Stacy Simera）、丽萨·斯蒂尔（Lisa Steele）、吉莉安·特金（Gillian Turgeon）和罗伯特·特金（Robert Turgeon）。他们在阅读后分享了自己的见解，对本书做出了创造性贡献。

希瑟：

在写作本书时我感受到家人和朋友满满的爱与热情，这也为本书的完成增添了不少动力。感谢父母，谢谢你们支持我所做的一切，感谢你们教会我写作与热爱科学。你们是我灵感的最大源泉。在我的青少年时代，我需要遵守的标准虽然很高，但我感受到的压力却一直很低。（你们还帮助我按时上床睡觉！）本（Ben），谢谢你对我们工作的创造性支持，谢谢你如此相信我。你一直都会提出最好的意见，帮我成为最好的自己，我爱你。我的孩子们，能够成为你们的妈妈是我最大的幸运。谢谢你们灵活的小脑瓜、你们的幽默，以及对我工作的热情。你们就是一切！

朱莉：

在我的生命中，有着太多的爱和支持，每每思及此处都会觉得不可思议。妈妈，你是我的灯塔，是我帮助他人追随科学的灵感之源。爸爸，在你离开的这 17 年里，我工作中的好奇心、发散性思维和幽默感依然闪烁着你的痕迹。亲爱的儿子，你永远不会知道，你的爱和善良让我多么地兴奋和喜悦。我亲爱的兄弟姐妹及你们珍贵的另一半，还有我的侄女、侄子、宝贵的朋友和同事，你们是我的精神支柱，永远在那里爱我、鼓励我。